STUDIOS
T A L M A

VACCINS
Oui ou Non ?

STUDIOS TALMA

**Autre parution dans la collection *Documents*
en septembre 2017**

– *L'Arme climatique - La manipulation du climat par les miltaires,* Patrick Pasin.

Talma Studios
111, avenue Victor-Hugo
75784 Paris cedex 16 – France
www.talmastudios.com
info@talmastudios.com

ISBN: 978-2-37790-003-9
EAN: 9782377900039
Photo de couverture : © Dmitry Naumov / Dreamstime

Stefano Montanari
Antonietta Gatti
Serge Rader

VACCINS
Oui ou Non ?

2e édition

STUDIOS
TALMA

Tableau des éléments chimiques rencontrés dans les graphiques	
Al	Aluminium
Ba	Baryum
Bi	Bismuth
C	Carbone
Ca	Calcium
Cl	Chlore
Cr	Chrome
Fe	Fer
K	Potassium
Mg	Magnésium
Na	Sodium
Ni	Nickel
O	Oxygène
P	Phosphore
Pb	Plomb
S	Soufre
Si	Silicium
Sn	Etain
Ti	Titane
W	Tungstène
Zn	Zinc
Zr	Zirconium

Introduction

C'est l'alarme : il paraît qu'on observe en Italie et en France une inversion de tendance, et que la tranche de la population se soumettant à la pratique vaccinale est en diminution. Rien de particulièrement visible du point de vue du nombre, mais, ce qui devient préoccupant, c'est la tournure que cela prend.

Le Haut Conseil de la santé publique et le ministère de la Santé diffusent des communiqués à répétition avertissant que, quand le nombre de vaccinés descend sous le seuil de 95 % d'une population, celle-ci prend le risque du retour des maladies contagieuses. Un grand nombre de médecins – la majorité en fait – s'associe à ces appels. Les crèches et les écoles maternelles et élémentaires menacent de ne pas accepter les enfants non vaccinés, alors que le droit et l'obligation à l'instruction sont inscrits au préambule de la Constitution d'octobre 1946. L'Assurance Maladie, appuyée par les institutions sanitaires, envoie des circulaires nominatives invitant la population à se faire vacciner en masse et sans aucun risque contre n'importe quelle maladie. L'Académie nationale de médecine propose même de remplacer l'obligation par une exigence vaccinale, c'est-à-dire, à défaut, l'impossibilité d'accéder à certains services et organismes. Des sanctions terribles sont même avancées contre les médecins remettant en cause le bien-fondé de certains vaccins, ou qui les déconseillent.

De l'autre côté s'alignent depuis des années des comités de citoyens, et, avec eux, certains médecins qui, à des degrés divers et nuances près, se battent contre l'usage des vaccins en soutenant que ces médicaments – les vaccins sont des médicaments à part entière – sont responsables d'effets collatéraux bien plus graves que ceux induits par les maladies contre lesquelles ils sont censés protéger.

Entre ces deux camps toujours plus visibles et bruyants se trouvent, troublées, les personnes qui se sont peut-être toujours soumises à la vaccination anti-grippale ou, en position encore plus critique, celles qui, étant parents de jeunes enfants, souvent de nouveau-nés, sont terrorisées par la décision à prendre : « Si je ne le vaccine pas, mon fils risque la mort ; si je le vaccine, mon fils risque, par exemple, l'autisme », une maladie qui, de rarissime et inconnue auparavant, est en train de prendre des proportions objectivement épouvantables.

Nous, les auteurs de ces pages, ne sommes ni d'un côté ni de l'autre.

Notre travail est celui de scientifiques, et les scientifiques, quand ils pratiquent honnêtement leur métier, n'ont pas droit aux opinions. Nous sommes contraints de nous exprimer seulement sur la base de faits certifiés. Ainsi, nous veillons toujours à ne pas prendre les affirmations d'autrui comme de l'or en barre et nous réservons notre confiance à ce que nous faisons directement, c'est-à-dire à ce dont nous pouvons répondre personnellement.

Naturellement, ce n'est pas toujours possible, mais l'esprit critique allié à l'impartialité doit toujours accompagner celui qui travaille de bonne foi et cherche sans compromis la vérité. Chercher ne signifie pas automatiquement trouver mais, même si le succès n'est pas au rendez-vous, le parcours réalisé peut servir à d'autres chercheurs pour, au moins, ne pas leur faire perdre de temps et d'énergie le long d'une fausse route. Malheureusement, cela ne se réalise pas systématiquement : dans le monde d'internet, nous sommes tous inondés d'informations, dont un grand nombre sans contrôle, d'autres non authentiques, et il n'est pas facile de faire la part des choses, de sorte qu'il arrive que des centres de recherche, ignorant ce qui a déjà été étudié, s'engagent sur des chemins désormais empruntés par d'autres sans arriver à rien de neuf. Il arrive même que l'on finance des recherches sur des pistes qui se sont révélées depuis longtemps sans issue.

Puis il y a le problème croissant de ceux qui écrivent et parlent en profitant de la liberté illimitée qu'offrent les nouveaux moyens de communication ; la conséquence est que les personnages les plus divers sacralisent, en papillonnant ici et là, des arguments seulement colportés par un qu'en-dira-t-on incontrôlé, dans le but d'une forme de reconnaissance personnelle et/ou de leur intérêt économique. Celui qui possède réellement des documents de recherches personnelles est une rareté de plus en plus difficile à trouver.

Dans une certaine mesure, il en est ainsi depuis longtemps, mais, aujourd'hui plus que jamais, le phénomène se produit pour les vaccins : télévisions, radios et journaux pullulent d'« experts » annonçant comme vérités des arguments qui leur sont manifestement inconnus. Leurs affirmations ne trouvent que rarement appui sur des faits réels et démontrés, devenant ensuite vérités acceptées et indiscutées, exactement selon les préceptes de Joseph Goebbels, le ministre nazi de la propagande qui, montrant une grande connaissance du mental populaire, soutenait comment un mensonge raconté une, cent, mille fois était perçu à la fin comme vérité.

Le scientifique ne peut se permettre des positions préconçues et doit être prêt à accepter l'objectivité. Et une théorie scientifique est valide seulement si elle répond de façon logique et satisfaisante à toutes les questions. Celui qui, s'auto-définissant « scientifique », embrasse une position et se soustrait aux questions, se dirige vers la disqualification inexorable. Celui qui a la présomption de tout savoir se rend ridicule à la longue. Celui qui n'a pas la modestie de répondre par un simple « je ne sais pas », quand, effectivement, il ne sait pas, offense le prochain et lui-même. Celui qui est malhonnête se met ainsi en vente contre rétribution, mais une âme qui a un prix ne vaut rien.

Quant à nous, peut-être sortant un peu des usages et coutumes actuels, rencontrant mille difficultés et avec des moyens très limités, nous proposons notre contribution pour apporter de la clarté sur les vaccins, une clarté et une transparence dont il semble qu'elles ne soient pas souhaitées, ni du côté des laboratoires, ni de celui des autorités sanitaires. C'est ainsi que nous sommes mal acceptés des deux côtés, parce que dès que l'on formule une demande embarrassante, la réaction est de nous étiqueter comme appartenant à la faction opposée aux vaccins. Une réaction stupide à souhait, mais elle est réalité.

Ce que nous faisons est, somme toute, très simple à comprendre même si les difficultés techniques rencontrées dans notre activité ne sont pas négligeables : nous observons les vaccins au microscope électronique avec une technique mise au point par Antonietta Gatti, membre de notre équipe, et validée par deux projets de recherche européens (Nanopathology et DIPNA). Dans ces échantillons, nous déterminons la présence éventuelle de micro et nanoparticules solides et inorganiques, puis nous en analysons la composition chimique élémentaire, c'est-à-dire le contenu élément par élément.

Ce sera le point central des pages qui suivent, pages écrites pour tous avec un maximum de simplicité où les spécialistes ne pourront rien apprendre de ce qu'ils ne connaissent déjà. À rebours, peut-être trouveront-ils ces simplifications indignes de leur attention. Nous leur laisserons donc le devoir de répondre aux questions toujours sans réponse, bien que leur réaction classique soit le dénigrement systématique lorsqu'ils manquent d'arguments pour défendre leur position. Ce sont d'ailleurs les questions sans réponse qui mettent la puce à l'oreille de la population et font que la pratique vaccinale commence à rencontrer de la suspicion. Pourtant, ce sont les réponses raisonnables et documentées aux questions difficiles qui constituent la force d'une position. Donc ceux qui nous attaquent devraient, au contraire, nous être reconnaissants de la possibilité que nous leur offrons de devenir inattaquables et d'avoir raison.

Nous avons écrit et participé à divers livres scientifiques pour les chargés de travaux relatifs à notre domaine. Ceux qui le souhaitent peuvent les consulter.

Notre propos dans cette circonstance est d'offrir à tous quelque chose d'extrêmement simple et compréhensible, en renonçant au jargon des tours d'ivoire. En somme, que personne n'attende un traité sur les vaccins, que les sommités scientifiques nous le pardonnent, mais ce n'est pas notre projet. À la différence de nombreuses autres pages écrites, ce recueil contient nos résultats originaux, qui attendent depuis des années des réponses honnêtes. Nous restons dans l'attente de celles-ci.

Ce que sont les vaccins, leurs débuts

Le vaccin est un produit pharmaceutique d'origine biologique conçu pour mimer l'action de l'agent pathogène qui provoque la maladie contre laquelle on veut lutter. Il est souvent constitué de diverses façons de formes tuées ou atténuées d'un micro-organisme, c'est-à-dire rendu difficilement capable d'inoculer la pathologie sous forme clinique. Ou bien il s'agit d'un produit qui contient les toxines[1] de cet agent ou les protéines[2] qui en recouvrent la surface. En général, la bactérie ou le virus en question sont passés au travers de tissus animaux pour en atténuer le pouvoir d'induire la maladie. Par exemple, le virus de la poliomyélite passe au travers de cultures de cellules prélevées sur le singe cercopithèque vert ; le vaccin trivalent contre la rougeole, les oreillons et la rubéole se prépare sur embryons de poulet ; et celui anti-rubéoleux passe à travers les tissus de fœtus humains avortés.

L'introduction du vaccin dans l'organisme met en fonction le système immunitaire, le réseau complexe de substances chimiques et de cellules qui défendent l'organisme des agressions chimiques et bactériennes (entre autres agressions), en reconnaissant comme une menace ce qui a été introduit dans une forme incapable d'inoculer cliniquement la maladie. Grâce à cela, on peut démontrer la défense que la vaccination a fait en sorte de créer et qui est maintenue en réserve jusqu'à ce que survienne l'attaque des

---

1. Les toxines sont des substances chimiques produites par des microbes, végétaux ou animaux, qui se révèlent dommageables pour les autres êtres.
2. Les protéines sont des chaînes plus ou moins longues d'acides aminés qui remplissent d'innombrables fonctions dans l'organisme.

pathogènes. En résumé, si l'on se vaccine contre une maladie, l'organisme fabrique les anticorps nécessaires, c'est-à-dire des protéines (glycoprotéines) spécialisées pour s'opposer de façon spécifique aux bactéries, virus, toxines ou grosses molécules étrangères, dans tel cas actives contre telle maladie déterminée.

S'il est vrai que la majorité des vaccins est constituée d'agents pathogènes atténués ou inactivés, il en existe d'autres variétés composées d'antigènes purifiés, d'antigènes recombinés et de peptides synthétiques, de virus vivants ou à ADN, de mélanges et de conjugués. En ce qui concerne l'objectif de ce livre, ce point strictement technique et fondamental n'a cependant pas d'importance.

Les vaccins peuvent être prophylactiques, c'est-à-dire conçus pour s'opposer à l'instauration d'une maladie déterminée comme la variole, la rougeole, le tétanos, la varicelle et autres, ou bien être thérapeutiques, c'est-à-dire curatifs. Les vaccins expérimentaux anti-cancer appartiennent à ce second groupe.

Il existe aujourd'hui des vaccins étudiés pour se défendre contre un nombre élevé et toujours croissant de maladies infectieuses et contagieuses, ainsi que des maladies comme le tétanos et l'hépatite B (celle du sang), qui ne sont pas, au sens strict, des maladies contagieuses et donc, par leur nature, ne peuvent donner lieu à des épidémies.

Ce que propose le vaccin est de rendre l'individu isolé immunisé au regard de telle maladie obtenant ainsi l'effet social d'atteindre ce qu'on appelle « l'immunité de masse ». Cela signifie que si une large partie de la population est immunisée, même si éventuellement certains ne le sont pas, ils auront une bien faible probabilité d'être infectés, l'agent pathogène responsable de la maladie ne circulant plus ou presque plus.

Le cas de la variole

Que survivre à une infection porte l'individu à être protégé contre cette maladie est une observation antique. Celui qui a lu *I promessi sposi* d'Alessandro Manzoni[3] en trouvera la confirmation avec l'épidémie de peste de 1630, qui décima 40 % des habitants des grandes villes d'Italie du Nord.

Des formes artificielles d'immunisation pourraient avoir été pratiquées en Inde déjà un millier d'années avant J.C., mais il n'existe pas de témoignage écrit certain. En revanche, Wan Quan[4] rapporte dans son *Xinfa Douzhen* publié en 1549 que l'on prélevait, sur des mamelles de vaches malades de la variole, les croûtes qui se formaient afin de les pulvériser. Puis cette poudre était soufflée à l'aide d'un petit roseau dans les narines du sujet. Le résultat était, sinon l'immunisation immédiate, du moins permettait de contracter la variole sous une forme atténuée, en protégeant l'individu ou en le rendant au minimum plus résistant. La pratique n'était pas dépourvue de risques et comportait une certaine mortalité, mais les résultats étaient sans doute réconfortants puisqu'on mourrait de la variole avec une fréquence moindre comparée à celle des non-vaccinés.

Depuis le xviiie siècle, la méthode appelée « variolisation », c'est-à-dire la réelle inoculation des croûtes ou du pus d'individus malades en voie de guérison, se répandit un peu partout, notamment en Afrique, en Turquie, en Perse et surtout en Angleterre, où elle a été décrite par deux médecins italiens, Jacopo Pilarino et Emanuele Timoni, pour la Royal Society anglaise. La technique consistait à scarifier, c'est-à-dire griffer, la peau des poignets et du front en déposant ensuite dans chaque griffure le pus d'une pustule infectée, en l'y laissant huit à dix jours. Le résultat était cette forme légère de variole à partir de laquelle on a dit, quand l'opération réussissait, qu'elle apportait l'immunité ou la résistance.

---

3. Alessandro Manzoni (1785-1873) est considéré comme l'un des écrivains italiens les plus importants.
4. Wan Quan (1495–1585) est un pédiatre chinois de la dynastie Ming.

En 1721, effrayée des effets d'une épidémie de variole, la famille royale britannique pensa à procéder à l'inoculation de tous ses membres. Mais, informée du risque naturel de la méthode, elle décida de l'expérimenter préventivement sur des prisonniers, en échange de leur liberté. Ils contractèrent tous une forme légère de variole, mais en guérirent, retrouvant ainsi leur liberté. Les membres de la famille royale procédèrent alors à l'inoculation, et la pratique commença à se diffuser. Dans les colonies anglaises d'Amérique, après une résistance initiale, la variolisation devint une pratique assez répandue. Une étude de l'époque montra que sur 244 individus ayant subi la variolisation, six en moururent, tandis que sur 5 980 malades naturels, on compta 844 morts, soit une proportion de 2,5 % contre 14 %[5].

Entra alors en scène Edward Jenner, un médecin écossais qui vécut entre le XVIIIe et le XIXe siècle, avec une formation qui en ferait peut-être grimacer certains aujourd'hui. Pour résumer brièvement une histoire plutôt longue, au cours d'une épidémie de variole humaine, il conseilla l'inoculation aux paysans de la zone où il exerçait. Ceux-ci lui répondirent que ceux d'entre eux tombés malades et guéris de la variole de variété bovine restaient protégés aussi de celle d'origine humaine. Jenner envoya alors un document sur le sujet à la société médicale locale, document dont il ne reste cependant aucune trace, et la société médicale réagit en l'ignorant.

Quelques années plus tard, en 1796, une laitière dénommée Sarah Nelmes contracta la variole bovine et Jenner, dans une démarche qui mènerait aujourd'hui droit en prison, préleva du pus de la dame et l'inocula à James Phipp, le fils de son jardinier âgé de huit ans. Deux jours de fièvre plus tard, le petit recouvra la santé. Passèrent deux mois et le Dr Jenner préleva du matériau infecté d'un cas de variole humaine et l'inocula à l'enfant ignorant, qui ne subit aucune conséquence de l'expérimentation. En somme, l'inoculation du

---

5. F. Fenner, D.A. Henderson, I. Arita, Z. Jesek, I.D. Ladnyi, *Smallpox and its eradication, History of International Public Health*, n° 6.

matériau bovin infecté avait aussi immunisé contre la variété humaine.

Plein d'enthousiasme, Jenner pensa que cette immunité durerait à vie. Malheureusement, cela se révéla faux, étant donné le fait que l'immunité acquise par les vaccins ne dépasse pas quelques années, autour de cinq dans le cas de la variole. Pour la conserver, il ne reste qu'à répéter l'administration par ce qu'il est convenu d'appeler les rappels. C'est l'une des différences essentielles entre l'immunité due au vaccin et celle due à la maladie contractée naturellement, dont l'immunité reste pour toujours.

Il faut ajouter que la vaccination antivariolique pratiquée chez les enfants au travers de la scarification de la peau ne comportait que très rarement des effets collatéraux. En revanche, on pouvait constater plus souvent chez les adultes ce qu'on appelait « l'encéphalite vaccinale », c'est-à-dire l'inflammation des cerveau, bulbe rachidien et cervelet, une pathologie qui entraînait une mortalité très élevée, jusqu'à atteindre 40 % des cas.

Peu de temps après Jenner, un certain Dr William Woodville commença à vacciner de façon systématique contre la variole dans l'hôpital londonien créé pour lutter contre cette maladie. Les résultats furent catastrophiques. Le motif était son ignorance, de fait commune à tous les médecins de l'époque, relative à l'asepsie : Woodville infecta ses patients avec des instruments sales, ce qui entraîna de violentes infections, incurables à cette époque. Comme il arrive très souvent dans ces conditions, il ne lui vint pas à l'esprit de revoir ses méthodes dépourvues d'hygiène, bien qu'acceptées alors universellement comme bonne pratique médicale. Il accusa alors Jenner d'avoir mis au point une méthode dangereuse et inefficace.

Au nom de la vérité et sans vouloir porter atteinte à la gloire dont jouit Jenner, il faut souligner que ce que fit le médecin écossais ne fut pas original, vu que les mêmes méthodes avaient été utilisées par de nombreux médecins bien avant lui. Il suffit de parcourir les notes de John Fewster de la London Medical Society, remontant à 1765, pour trouver plus ou moins les mêmes travaux, mais il est attribué à Jenner l'indubitable mérite d'avoir publié de façon crédible les résultats et, surtout, de les avoir fait connaître par une large diffusion. Bref, un peu comme Christophe Colomb qui, bien qu'étant arrivé en Amérique des siècles après tant d'inconnus, ouvrit de fait la route vers le nouveau continent.

En 1805, Napoléon rendit obligatoire la vaccination antivariolique pour les soldats qui n'avaient pas contracté la maladie. Il fut suivi quelques décennies plus tard par les Prussiens et les Piémontais, et l'obligation fut ensuite étendue à la population civile. Il peut être utile de méditer sur le fait que la vaccination, à l'époque, était administrée seulement sur les sujets non immunisés naturellement par contraction antérieure de la maladie, une attention plus que jamais fondée mais qui n'est plus considérée actuellement, où les vaccinations se pratiquent de façon indistincte sur tout le monde.

La notion de « vaccin »
Depuis Jenner, la technique pharmaceutique de production du vaccin s'affina constamment, rendant la préparation antivariolique plus stable et plus efficace. Ce vaccin doit être considéré comme le chef de file de tous les autres. Louis Pasteur, chimiste mais non docteur en médecine et pas très bien accepté pour cette raison par la communauté médicale de l'époque, contribua à la cause en développant un vaccin antirabique et, accessoirement, en référence à l'histoire de Jenner, lui donna le qualificatif de « vaccin », c'est-à-dire venant de « vache », le transformant en substantif encore utilisé aujourd'hui.

Maintenant, au XXIᵉ siècle, il existe une grande variété de vaccins. Cependant, il existe une variété immensément plus grande de maladies à virus et bactéries. Il suffit d'observer combien de souches diverses sont présentes souvent dans le même pathogène pour se rendre compte que, finalement, il ne sera jamais possible de se vacciner pour chaque maladie. Donc les campagnes menées par les autorités sanitaires pour combattre une maladie déterminée et même plusieurs maladies associées sont une guerre déclarée et combattue contre à peine quelques détachements de l'ennemi.

Il est à signaler tout de même que, contrairement à ce qui est vociféré par les soi-disant experts infectiologues, pédiatres et autres académiciens, ce n'est pas la vaccination systématique qui a éradiqué la variole, dont la dernière campagne de 1962 en Inde fut interrompue par l'OMS en 1967 face aux résultats calamiteux obtenus – de 55 595 à 84 902 cas ! –, mais bien la stratégie dite de « surveillance-endiguement » qui a pris le relais (cf. le rapport publié en 1980 par l'OMS et rédigé par la Commission pour la certification de l'éradication mondiale de la variole[6]).

D'ailleurs, le directeur général de l'OMS, le Dr Gro Harlem Brundtland, déclara le 26 octobre 2001[7] :

« L'efficacité des vaccins existants est prouvée ; mais on observe une forte incidence des effets indésirables. La probabilité de ces réactions est suffisamment élevée pour ne pas procéder à la vaccination de masse tant que le risque d'exposition est faible, voire inexistant. »

---

6. Ce rapport n'est pas consultable en ligne, mais peut être acheté auprès de l'OMS. Une synthèse est disponible sur le blog de Bernard Guennebaud : http://p4.storage.canalblog.com/44/69/310209/46341859.pdf
7. Source : identique à la note précédente.

Chapitre 2

Histoires de maladies infectieuses

« Une maladie infectieuse est une pathologie causée par des agents microbiens qui entrent en contact avec un individu, se reproduisent et causent une altération fonctionnelle : la maladie est donc le résultat de la complexe interaction entre le système immunitaire et l'organisme étranger. Les germes qui causent les maladies infectieuses peuvent appartenir à diverses catégories, principalement des virus, des bactéries ou des champignons ». La définition ne nous appartient pas mais émane du Centre national d'épidémiologie, surveillance et promotion de la santé[8].

Il est important de savoir qu'afin qu'une maladie puisse être définie comme infectieuse, il est nécessaire qu'elle réponde au fait de frapper indistinctement mâles et femelles et de se propager de façon exponentielle.

Toutes les maladies infectieuses présentent une épidémiologie oscillante, ce qui équivaut à dire que leur capacité à toucher une population déterminée et d'en tuer peut-être une partie est relativement variable. Les épidémies, périodes pendant lesquelles une maladie déterminée montre de particulières recrudescences et diffusions, en sont un exemple ; le plus évident est celui de la peste, une maladie transmise à travers les rats et typique de conditions d'hygiène publique exécrables et ce, depuis l'Antiquité, avec des années d'épidémies terribles entrecoupées de longues périodes d'accalmie. Quelquefois, des situations qui ne paraissaient pas pouvoir influencer une éventuelle épidémie entrent au contraire lourdement en jeu. Après le grand incendie de Londres de 1666, de très nombreuses maisons en bois furent remplacées par des

---

8. www.epicentro.iss.it/temi/infettive/infettive.asp

habitations en pierre. Cela obligea les rats à sortir de leurs cachettes, ce qui propagea la maladie. La même chose se produisit à Messine en 1743. Un autre facteur important fut la prédominance du rat dit d'« égout » (*Rattus norvegicus*) sur le rat noir (*Rattus niger*), car il abritait la puce infectée porteuse de la peste.

Beaucoup de maladies infectieuses sont liées à l'hygiène : de la poliomyélite au tétanos

Comme mentionné pour la peste, de nombreuses pathologies dépendent des conditions de vie, avec une attention particulière à l'hygiène dans laquelle se trouvent les sujets potentielles cibles.

Comme le souligne encore le Centre d'épidémiologie et de surveillance, la poliomyélite, par exemple, peut se transmettre par contagion oro-fécale[9], c'est-à-dire par des traces d'excréments d'une personne infectée qui, pour des motifs divers, arrivent à la bouche d'une personne saine.

Eau et aliments souillés sont de réels vecteurs pour véhiculer les trois types de virus qui caractérisent la maladie. Nous croyons que les fèces, l'eau contaminée et les aliments souillés sont des conditions plus qu'évidentes de manque d'hygiène. Il suffit donc d'améliorer la propreté pour obtenir d'excellents résultats.

Un rôle crucial est joué par la culture avec son influence sur la façon de traiter sa propre personne et d'interagir avec les autres. Ceux qui connaissent le Japon auront sans doute constaté que les convenances locales, respectées scrupuleusement par tous, conditionnent à porter un masque sur la bouche et le nez lorsqu'on est atteint de rhume, afin de ne pas infecter son prochain. Des mesures banales et peu coûteuses, qui montrent un rapport coût/bénéfice très élevé. Ainsi, un simple lavage de mains quand on s'assoit à table est une action d'efficacité certaine pour prévenir diverses pathologies.

9. www.epicentro.iss.it/problemi/polio/polio.asp

Beaucoup de vaccinations ont été introduites alors que la maladie était déjà en forte régression

Un autre exemple de maladie dépendant de l'hygiène est celle du tétanos. Comme on peut le noter en Angleterre à partir du début du siècle passé (cf. figure 1, page suivante), il a montré un déclin constant au fur et à mesure que l'hygiène progressait. Lorsque fut introduit le vaccin à la fin des années trente, la statistique ne montra aucune variation significative de la courbe, excepté une période où la mortalité s'accrut même, ce qui pouvait toutefois être attribué au phénomène du cours normal de la diffusion de la pathologie.

En France, les statistiques donnent 246 décès en 1925 puis 151 en 1937 ; le vaccin fut introduit en 1940 et administré à tous les soldats, puis ensuite à la population : les décès remontèrent à 997 en 1943 et 1031 en 1944, il est vrai avec des conditions de subsistance difficiles. Malgré le vaccin, il fallut attendre 1962, soit plus de vingt ans, pour retrouver les chiffres d'avant-guerre.

Ils s'établissent de nos jours à une dizaine de cas par an, essentiellement des femmes de 82 ans d'âge moyen, avec 30 % de létalité.

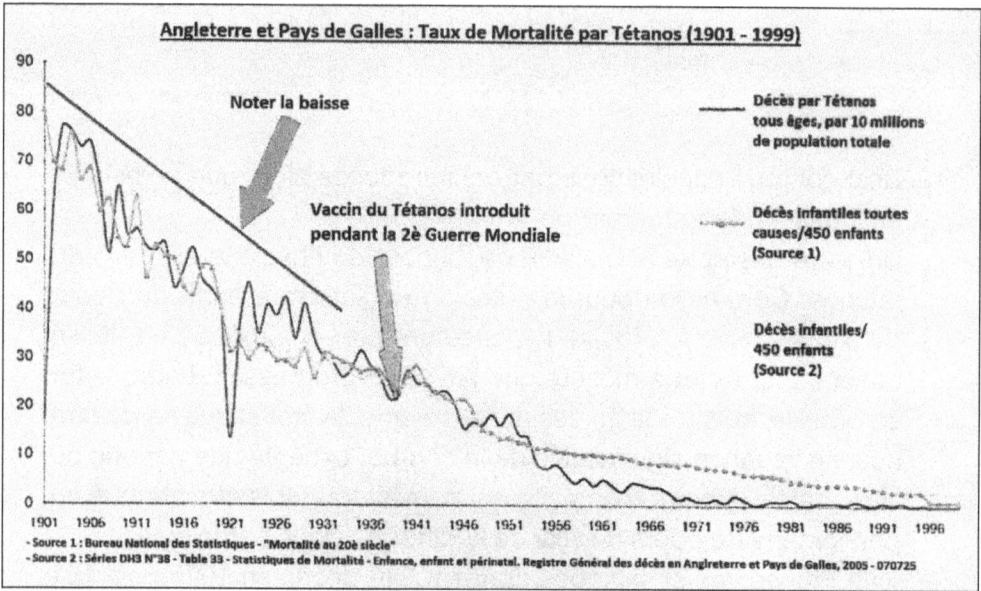

Fig. 1 – Mortalité par tétanos.
Source : Office for National Statistics
(Angleterre et Pays de Galles)

Autant digne d'intérêt est le graphe relatif à la coqueluche :

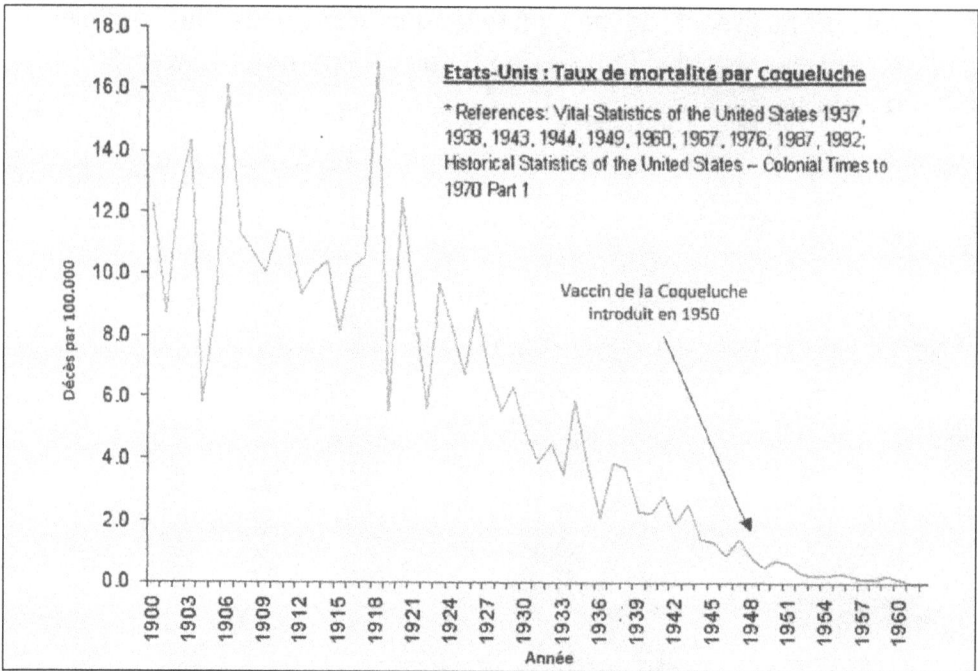

Fig. 2 – Mortalité par coqueluche.
Source : Vital Statistics of the United States 1937, 1938, 1943, 1944, 1949,
1960, 1967, 1976, 1987, 1992 ; Historical Statistics of the United States.

Il est difficile de trouver des variations significatives dans la courbe autre qu'une modeste et momentanée reprise de l'incidence de la maladie après l'introduction du vaccin à la fin des années 1940, comme indiqué par la flèche.

Sans vouloir trop insister, comme pour la rougeole ci-dessous, il ne paraît pas exister d'effets significatifs après l'introduction du vaccin.

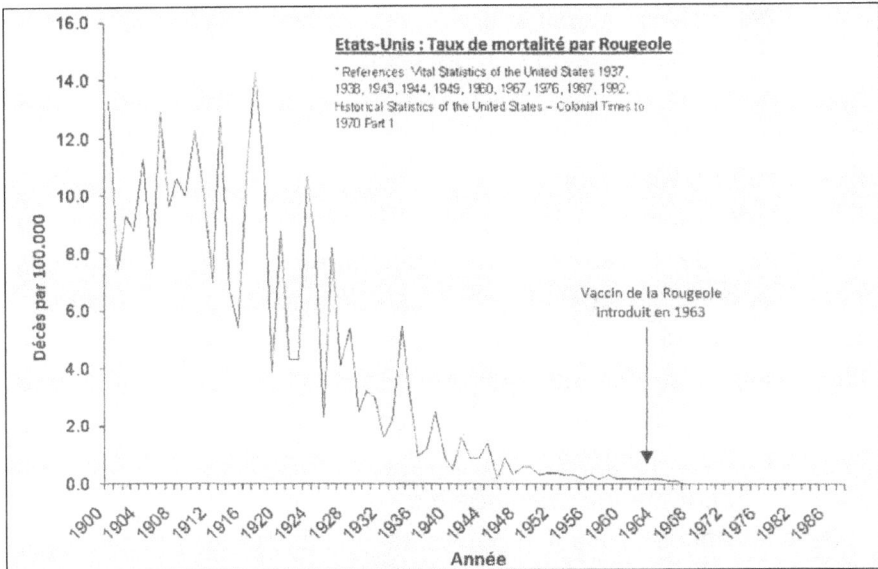

Etats-Unis : Taux de mortalité par Rougeole

* References: Vital Statistics of the United States 1937, 1938, 1943, 1944, 1949, 1960, 1967, 1976, 1987, 1992. Historical Statistics of the United States – Colonial Times to 1970 Part 1

Vaccin de la Rougeole introduit en 1963

Décès par 100.000 — Année

Fig. 3 – Mortalité par rougeole.
Source : identique à la précédente.

Par devoir d'objectivité, signalons qu'il est possible de vérifier des situations analogues pour d'autres vaccins : www. dissolvingillusions.com/graphs/#1to51. Du reste, si l'on consulte les données épidémiologiques depuis un siècle et même avant, quand elles sont disponibles, on peut constater que le recul de l'incidence des maladies infectieuses en général est bien antérieur à l'introduction de tel ou tel vaccin. D'ailleurs, ils ont généralement été introduits alors que la courbe avait déjà commencé à s'aplatir, avec le nombre de cas en très forte diminution.

Le constat apparaît évident aussi pour les vaccinations courantes, par exemple dans les pays satellites de l'ancienne Union soviétique : ils n'effectuaient pas de campagne vaccinale, mais l'effet de diminution des pathologies infectieuses se vérifiait également. Cela aussi doit être souligné, par souci de vérité.

Une alimentation plus variée, une hygiène autant personnelle que publique améliorées, des conditions d'habitat et de travail plus favorables, et aussi une instruction élargie sont des facteurs ayant activement contribué à cette régression.

Des résultats identiques

À la fin des années 1920, la Hongrie commença à pratiquer la vaccination de masse contre la diphtérie en la limitant aux zones rurales et en excluant Budapest. Les données sont indiscutables : la diminution de la mortalité se vérifia de la même façon à la campagne qu'en ville. Les données sont tout à fait analogues pour la Suisse : entre 1932 et 1940, le canton de Genève rendit obligatoire la vaccination antidiphtérique mais pas le canton de Vaud. Les résultats furent pratiquement identiques.

Dans les années 1945 à 1950, les décès par diphtérie diminuèrent de 93 % en France, autant pour les enfants d'un à quatorze ans qui avaient été vaccinés que ceux de moins d'un an qui ne l'avaient pas été.

En Grande-Bretagne, la vaccination antivariolique fut rendue obligatoire en 1853, et, avec une couverture vaccinale de 86 % de la population en 1872, on constata un pic de mortalité justement dû à la variole. En 1873, on observa en Suède la plus grave épidémie de variole jamais constatée dans le pays, tandis que la population était systématiquement vaccinée depuis 1871, donc que le vaccin aurait dû être au maximum de son efficacité.

Pour la poliomyélite aussi

Cette maladie subit une diminution drastique en Europe quand tout le monde eut à disposition l'eau potable et l'usage des égouts[10]. En France, mille deux cents personnes furent victimes de la polio en 1956, année où la campagne de vaccination débuta avec le vaccin Lépine de l'Institut Pasteur, mais on compta plus de quatre mille cas en 1957. En Italie, il y eut un pic de cette maladie correspondant à la seconde guerre mondiale quand les conditions hygiéniques, mais pas seulement, n'étaient pas optimales, et un deuxième pic en 1957 quand arriva le vaccin Salk (il avait déjà entraîné aux USA des milliers d'hypotonies[11], cent soixante-quatre paralysies graves et onze décès chez des enfants). Ensuite, la descente fut verticale et quand, en 1969, la vaccination orale Sabin antipolio devint obligatoire, la maladie avait quasiment disparu. Pour la précision, le dernier cas de poliomyélite relevé en Italie remonte à 1982. Le Sabin, vaccin à virus vivants atténués autorisé en France en 1962, fut retiré en catimini en 1995, accusé par l'OMS d'entraîner plus de polio post-vaccinale que le nombre de maladies naturelles, dont le dernier cas autochtone remonte à 1989, et le dernier cas importé à 1995.

Il faut signaler, par exemple, le drame de la famille italienne Tremante qui, suite à ce vaccin, perdit un premier enfant de cinq ans et demi en 1971, puis un second de quatre ans en 1980, tandis que son jumeau Alberto, de quarante-uns ans aujourd'hui, est resté cloué dans un fauteuil d'handicapé respiratoire à vie. Une plaque commémorative dédiée aux « Frères Tremante, Marco et Andrea, décédés des suites d'une vaccination obligatoire » a été apposée le 4 août 2011 dans un jardin public de Vérone en Vénétie, première région à avoir levé l'obligation vaccinale DTP (diphtérie, tétanos,

---

10. E. Gubéran, *Tendances de la mortalité en Suisse*, *Schweitz Med*, vol. 110, 1980, p. 574-583.

11. L'hypotonie musculaire est une diminution pathologique ou non du tonus musculaire.

polio) et HB (hépatite B) le 1er janvier 2008. Depuis, neuf autres régions italiennes ont suivi, sur un total de vingt.

La France reste quasiment le seul pays d'Europe occidentale à maintenir une obligation vaccinale DTP, avec un vaccin qui, comble de l'incohérence, n'est plus disponible depuis juin 2008, obligeant à recourir depuis septembre 2014 à un vaccin hexavalent pour les nourrissons, comprenant en plus la coqueluche, l'*Haemophilus influenzae* de type B et l'hépatite B, non obligatoires.

Et nous pourrions continuer sur plusieurs pages en énumérant seulement les cas où, objectivement, les vaccins, de celui contre la tuberculose à ceux contre le typhus ou la coqueluche, n'ont pas été déterminants. En conclusion, il faut veiller à ne pas affirmer que le soleil se lève parce que le coq a chanté, et avant d'investir des capitaux dans les vaccins, il serait peut-être judicieux de les investir en eau potable, nourriture, savonnettes, égouts et éducation, qui se sont montrés d'une efficacité indiscutable.

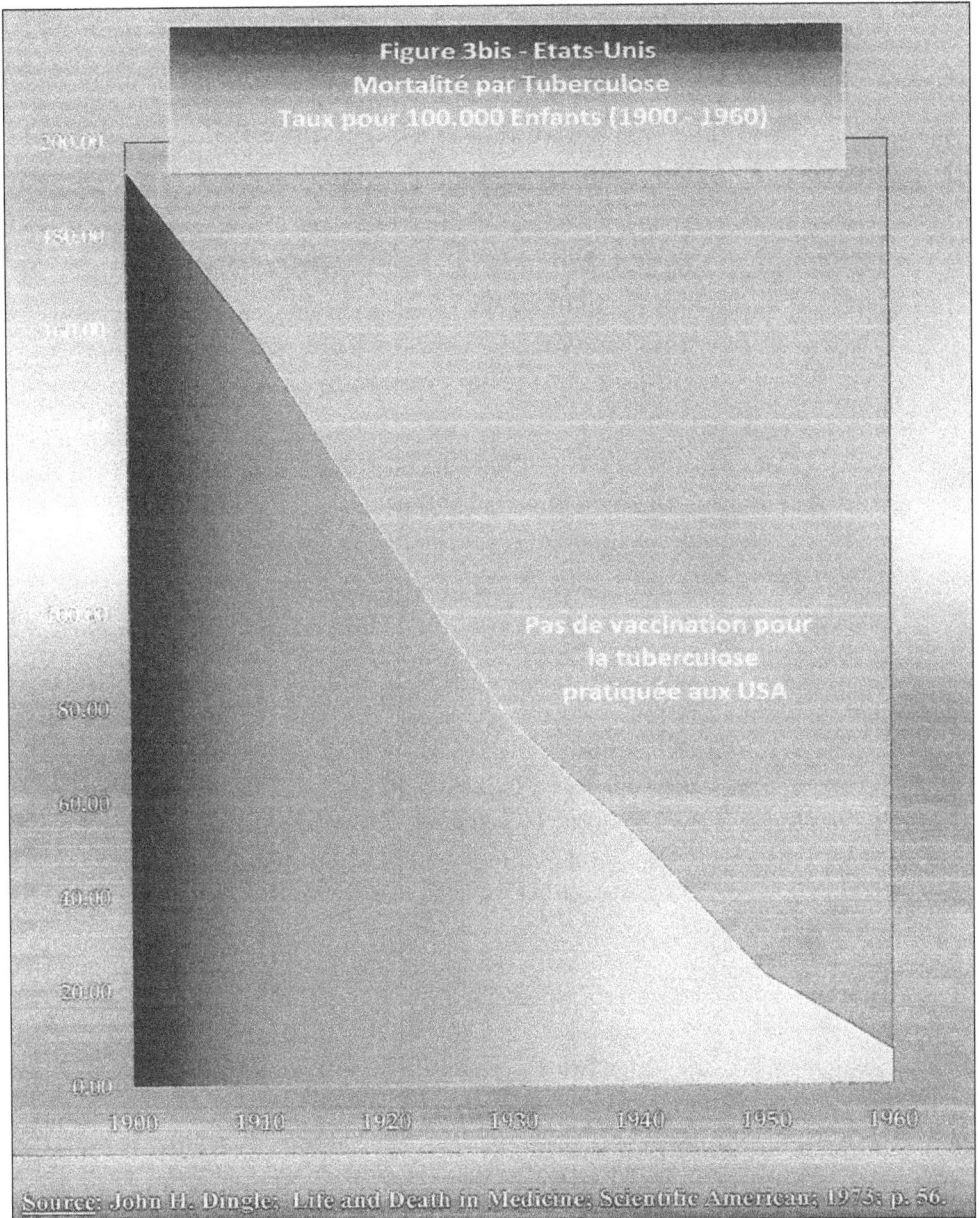

Fig. 3 bis – USA : Mortalité infantile par tuberculose.

Ce graphique témoigne clairement de la chute continuelle des décès par tuberculose aux USA, et cela sans vaccin, grâce à l'amélioration des conditions de vie et aux traitements antibiotiques. Là-bas, un simple test à la tuberculine négatif confère un statut de non-atteinte par la maladie, tandis qu'en France, on a persisté jusqu'en 2004 à vacciner et revacciner tant que la réaction à la tuberculine restait négative. On peut ainsi relever dans les carnets de vaccination des jeunes enfants d'alors jusqu'à quatre administrations consécutives dans leurs trois premières années de vie du vaccin BCG avec la bague Monovax, malgré les risques d'allergies, d'adénites[12] et de complications respiratoires. Cette bague a été supprimée en catimini le 31 décembre 2005 pour ne laisser que le BCG/Intradermo administré une seule fois à un mois de naissance, avec abandon des cuti-réactions.

Il faut savoir que la France est le seul pays d'Europe occidentale à encore recommander ce vaccin en population générale, bien que son obligation soit levée depuis le décret du 17 juillet 2007 et que la morbidité tuberculeuse y est plus élevée qu'ailleurs : plus du double par rapport à l'Islande, plus de 50 % par rapport à la Finlande, aux Pays-Bas, l'Allemagne, la République tchèque, l'Italie, la Grèce et Chypre, plus de 15 % par rapport au Danemark, la Suède et la Slovénie. Elle est considérée comme faible aujourd'hui avec 4 934 cas de tuberculose en France en 2013, soit 7,5 cas pour 100 000 habitants, dont 3 579 cas (soit 5,4 pour 100 000) à localisation pulmonaire. Elle n'a cessé de diminuer progressivement, avec ou sans vaccin :

---

12. L'adénite est essentiellement une inflammation d'origine infectieuse du ganglion.

	2000	**2008**	**2014**
Tuberculoses totales	6 714 => 11,1/100 000	5 758 => 9/100 000	4 827 => 7,3/100 000
Tuberculoses pulmonaires	8,2/100 000	6,3/100 000	5,3/100 000

36 % des cas sont concentrés en Île-de-France, douze fois plus chez les sans-abri et dix fois plus chez les personnes natives d'Afrique subsaharienne et d'Asie, soit des populations qui connaissent la pauvreté et de mauvaises conditions de vie.

Pour montrer l'inefficacité du vaccin contre la tuberculose, l'OMS n'en parle même plus dans sa stratégie d'éradication à l'échelle mondiale. Il est aussi contre-indiqué en cas de Sida et de malnutrition. En France, le vaccin BCG manque dans les pharmacies depuis plus d'un an et l'approvisionnement se fait à partir de la Pologne avec un vaccin à reconstituer au moment de l'emploi.

Quelle est l'utilité de ce vaccin ?

La Suède[13] a stoppé la vaccination systématique en 1975 et l'a maintenue seulement pour les groupes dits « à risques », à savoir les personnes avec une histoire familiale de tuberculose et/ou les familles en provenance de régions de haute prévalence, même si les enfants étaient nés en Suède, car elle a enregistré 29 cas d'ostéites[14] induites par le BCG pour 100 000 nourrissons en 1972/74. Elle est ainsi passée d'une couverture vaccinale supérieure à 95 % à moins

---

13. www.eurosurveillance.org/ViewArticle.aspx?ArticleId=606 (dans « ArticleId », c'est un i majuscule avant le d, pas un l minuscule).
14. C'est une inflammation du tissu osseux causée le plus souvent par une infection bactérienne.

de 2 % en 1976/80, puis à 16 %, par suite de la vaccination à 88 % des groupes à risques.

Chez les sujets natifs suédois, l'incidence de la maladie est passée en quelques années de 5,1/100 000 en 1989 à 1,5/100 000 en 2004, les deux années sans vaccination ; elle s'est maintenue pour la même période autour de 30/100 000 chez les groupes à risques, pourtant majoritairement vaccinés. Comment conclure autrement que c'est un vaccin qui ne marche pas ?

Une étude lyonnaise indiquait que sur les 7 594 cas de tuberculose déclarés en France en 1996, 50 % étaient vaccinés et, parmi eux, 360 enfants, dont 70 % étaient vaccinés. À quoi sert alors ce vaccin ?

En 1993, une centaine d'infirmières de l'Assistance Publique - Hôpitaux de Paris contracta la tuberculose alors qu'elles étaient toutes vaccinées par obligation professionnelle.

Enfin, l'un des auteurs de ces lignes, né en 1952, BCG scarifié à six ans après un double test tuberculinique négatif, fut revacciné en intradermo à seize ans après un même test négatif, avec, dans les deux cas, le déclenchement d'une broncho-pneumopathie post-vaccinale. Un scanner pulmonaire en 2011 révéla une très ancienne cicatrice tuberculeuse au poumon gauche ! Aucun expert pneumologue n'a pu en expliquer la cause, se contentant d'un lacunaire « Ça ne marche pas », sous-entendu : « Le vaccin n'a pas marché ».

Alarmes infondées

Il n'est pas rare que les alarmes lancées à propos de telle ou telle maladie infectieuse ne se révèlent, à l'épreuve des faits, rien d'autre que des alarmismes sortis de rien ou presque, comme c'était le cas de la grippe H1N1 de 2009, une pathologie infectieuse qui, selon l'Organisation mondiale de la santé, aurait dû provoquer au moins quatre millions de morts.

La grippe aviaire, pour laquelle l'OMS encore lança en 2004 une alarme presque désespérée, en est un autre exemple, qui certes, tout comme la grippe porcine, sont des maladies présentes dans le monde, mais loin d'avoir causé les épidémies catastrophiques annoncées.

D'autres, au contraire, mériteraient quelque attention particulière. Le Pr Helge Böhnel, de l'Institut für angewandte Biotechnologie der Tropen de l'université allemande de Göttingen, révéla, par exemple, comment les cas de tétanos et de botulisme sont mis en évidence contre toute attente dans les lieux où est répandu le produit de dégradation[15] issu des installations à biogaz[16], mais les médias ne s'en sont en aucun cas fait l'écho. Impossible de ne pas ajouter que la technologie de production d'énergie électrique fournie par les centrales à biogaz est pour le moins d'une efficacité et d'une utilité douteuses, mais elle génère un chiffre d'affaires plus qu'appréciable pour qui en fait l'exploitation. Il est alors évident que l'efficacité maximale pour empêcher le tétanos de se répandre serait atteinte en mettant en place une stratégie de prévention primaire[17], soit la suppression de ce type de centrales.

C'est une donnée acquise que l'introduction d'un vaccin déterminé puisse coïncider avec l'augmentation des cas d'autres maladies, mais aussi de la maladie elle-même. Un exemple est celui relatif à la poliomyélite, en diminution après les campagnes vaccinales des années soixante avec, en parallèle, l'augmentation d'incidence des hépatites et des dystrophies musculaires, dont la première d'entre toutes, celle dite « de Duchenne », qui touche la petite enfance avec une difficulté à apprendre à marcher puis à le faire de façon correcte et efficace. La mort survient par la suite par arrêt cardiaque ou par infection pulmonaire. Malgré l'existence d'un mouvement d'opinion

---

15. Le produit de dégradation est l'engrais/fertilisant extrait des biomasses végétales utilisées dans les centrales à biogaz.

16. www.ig-botulismus.de/index_htm_files/ava_np_rind_botulismus_leseprobe. pdf.

17. La prévention primaire est celle tendant à éliminer les causes de la maladie. La prévention secondaire cherche à diagnostiquer précocement la maladie. La tertiaire utilise les thérapies les plus adaptées pour traiter la maladie même.

qui fait remonter cette pathologie aux vaccinations antipolio, il faut dire, ce qui rend l'appréciation difficile, que la pathologie pourrait avoir une origine génétique et donc n'avoir aucun lien avec la vaccination.

Il est raisonnable de supposer que les autres pathologies ayant subi une augmentation après le début des vaccinations antipolio se trouvaient simplement dans une phase d'ascension compatible avec les oscillations typiques de presque toutes les maladies. Sur ces problématiques importantes, il n'existe aucune étude qui puisse clarifier définitivement la question.

Il faut ajouter que, contrairement à ce qui est affirmé de tous côtés, il n'y a pas de preuves indiscutables que les vaccinations ont conduit à la disparition des maladies, l'argument assumé restant confiné à un acte de foi, même s'il est possible que la pratique ait eu des effets sur la diminution de l'incidence, surtout quand et où les conditions hygiéno-sanitaires n'étaient pas (ou ne sont pas encore) celles d'aujourd'hui.

Les vaccinations contre les maladies « bénignes »

Si l'on retourne en arrière de quelques décennies, on observera que les vaccins concernaient les maladies effectivement graves : la variole, la poliomyélite, le tétanos, la diphtérie... Puis on est descendu d'un cran : la rougeole, les oreillons, la varicelle... des maladies dans la grande majorité des cas tout à fait bénignes, avec des complications objectivement rarissimes et avec une mortalité déclarée pour le moins de façon tapageuse et très exagérée. Généralement, on ne meurt pas « de » ces maladies, on meurt « avec », ce qui est profondément différent. En substance, dans les rares cas mortels, il s'agit habituellement de sujets déjà fragilisés par d'autres causes ou souffrant d'autres pathologies.

Il y a quelques décennies, les virologues les plus avertis déconseillaient la vaccination anti-varicelle, car elle constituait une sorte d'antichambre pour l'herpès. Cela revient à dire, comme pour celui qui contracte naturellement la varicelle, que celui qui en est vacciné portera aussi dans son organisme le virus de l'herpès pour toute la vie ; il se manifestera lorsque les défenses immunitaires diminueront pour une quelconque raison. Étant donné que contracter la varicelle n'est pas une certitude, est-il indispensable de se vacciner, en devenant ainsi candidat volontaire à l'herpès, une maladie qui peut être fastidieuse à porter, jusqu'à être extrêmement douloureuse et difficile à traiter ?

L'immunité pour la vie

En ce qui concerne la rougeole, il est opportun de savoir que si une jeune fille la contracte naturellement, elle sera immunisée à vie et transmettra à ses futurs enfants l'immunité qui les préservera pour plusieurs années. Dans le cas contraire, où la jeune fille s'est soumise à la vaccination, l'enfant ne possédera aucune défense naturelle transmise et acquise. Et cela ne concerne pas seulement la rougeole, mais aussi la varicelle, la rubéole et les oreillons, qui se trouvent dans des situations analogues. La chose est particulièrement grave, car le bébé né dans ces conditions ne dispose pas des défenses nécessaires, alors que son organisme se trouve encore dans une phase délicate. Pourquoi avoir recours à des vaccinations en âge trop précoce quand la Nature peut offrir beaucoup plus et mieux si elle n'est pas perturbée ?

Les oreillons sont une maladie infectieuse qui touche les glandes salivaires. Absolument bénigne pour les enfants, elle est plus à risques, notamment pour les garçons, si elle survient à l'âge adulte. C'est la même situation pour les filles concernant la rubéole. L'idéal, largement conseillé et pratiqué par les médecins qui avaient étudié sur d'autres textes que ceux d'aujourd'hui, serait de contracter ces maladies dans la prime jeunesse, de façon à éviter les problèmes à l'âge adulte, que l'on peut toutefois rencontrer même en étant vacciné, étant donné le fait connu de tout pharmacologue qu'aucun vaccin, comme aucun médicament, n'est efficace dans la totalité des cas, ni que l'immunité éventuellement acquise le soit pour toujours.

Les vaccinations contre la grippe

Désormais descendus d'un nouveau cran, on se fait vacciner contre des maladies encore moins agressives, qui, en outre, se présentent continuellement sous de nouveaux aspects et en constante évolution comme le sont les pathogènes qui en sont l'origine. Grippe et infections à papillomavirus sont deux exemples, avec des vaccins correspondants dont l'efficacité reste à démontrer. Comment, dans ces conditions, ne pas être outrés des campagnes de promotion intempestives dont ils font l'objet, et pour lesquelles on a récemment modifié la législation interdisant la publicité grand public pour les médicaments pris en charge par les organismes sociaux ?

Pour la grippe, en raison de la diminution constante de la couverture vaccinale par une meilleure information indépendante du public, c'est la deuxième année consécutive que les présentateurs vedettes des chaînes de télévision diffusent comme des perroquets des messages émotionnels basés sur la peur, en relayant le slogan « la grippe est une maladie dangereuse et afin d'éviter l'hospitalisation, il faut penser à la vaccination ! »

Au même moment, au Québec, le directeur national de la Santé publique, le Dr Horacio Arruda, écrit dans un éditorial[18] que l'inefficacité du vaccin ces dernières années pose la question de la pertinence du programme vaccinal, certaines études ayant montré que la vaccination répétée chez des personnes en bonne santé peut même avoir des effets négatifs.

---

18. Cité dans *Le Journal de Montréal*, Héloïse Archambault, 27 septembre 2016.

En France, le lobby pharmaceutique a été si efficace que, le 27 octobre 2016, l'Assemblée nationale vote à l'unanimité la possibilité de se faire vacciner dans les pharmacies (c'est effectif depuis le 6 décembre, actuellement encore en phase d'expérimentation dans deux régions : Nouvelle-Aquitaine et Auvergne-Rhône-Alpes) alors que l'acte vaccinal est un acte médical soumis à la responsabilité civile et pénale.

Grâce à cette loi, les médecins généralistes ont la possibilité de stocker ces vaccins afin de les administrer aux femmes enceintes, aux ALD (Affection de longue durée) et aux seniors de plus de 65 ans.

À ce stade, il est bon de rappeler l'arrêté ministériel du 28 février 1952 publié au *Journal Officiel* du 5 mars concernant les vaccinations. Il y est précisé, à la page 2596 paragraphe B, que toute vaccination doit être précédée d'un examen médical comportant obligatoirement une recherche urinaire d'albumine et de sucre (qui a été pratiquée jusque dans les années quatre-vingt-dix) et précisant les contre-indications à la vaccination :

– *temporaires* : affections aiguës, sujets fébriles, porteurs de pyodermites ou d'eczémas, syphilitiques en évolution, sujets ayant viré leur cuti-réaction depuis moins de douze mois, **la grossesse** et **l'allaitement** ;

– et *durables* : sujets atteints de cancer, malades chroniques de l'appareil respiratoire, circulatoire, rénal, digestif, et des glandes endocrines.

Au chapitre technique, à l'alinéa 4 de la page 2597, il est indiqué que le lieu d'injection est la région externe de la fosse sous-épineuse, et il est précisé que l'aiguille ne doit pas pénétrer dans le muscle ou un vaisseau, ce qui est encore absolument recommandé aujourd'hui mais pas toujours respecté !

Par ailleurs, on stigmatise toujours les risques de la grippe sans jamais évoquer ceux du vaccin, dont les études indépendantes américaines montrent depuis les années quatre-vingt très peu d'incidence sur la morbidité de la maladie. Le laboratoire Sanofi a même vanté en août 2014 la supériorité de son vaccin anti-grippe Fluzone High Dose, lancé aux USA en 2010 et quatre fois plus concentré que les autres vaccins du marché jugés inefficaces chez les seniors, en raison du déclin progressif avec l'âge de leur système immunitaire.

On se souviendra des treize pensionnaires âgés de 82 à 99 ans de la maison de retraite de Faulx, près de Nancy, qui sont décédés de la grippe en deux semaines en février 2005 alors qu'ils avaient tous été vaccinés ; ou encore, en décembre 2016, des treize décès en quinze jours, âgés de 91,5 ans en moyenne, parmi les cent deux pensionnaires d'une maison de retraite de Lyon, dont six sur les quarante et un vaccinés (mortalité = 14,63 %) et sept sur les soixante et un non-vaccinés (mortalité = 11,48 %) ; ou encore des trois mille cas de narcolepsie en Europe, dont six cents en France[19], consécutives au vaccin Pandemrix GSK de la grippe H1N1 de 2009, retiré depuis.

On peut aussi citer la forte augmentation des fausses couches chez les femmes américaines vaccinées pendant leur grossesse, entre autres, de la grippe, ou la quinzaine de décès en novembre et décembre 2015 en Italie des suites du vaccin anti-grippal Fluad Novartis.

Non-consentement parental ?

Avec les changements législatifs de fin 2016, la vaccination d'un mineur peut même se passer désormais du consentement parental et s'effectuer à leur insu, puisque l'article L. 1111-5 du Code de la santé publique stipule : « Par dérogation à l'article 371-1 du code

19. « Mais quand on sait qu'au fiasco sanitaire et financier s'ajoute un nombre non négligeable de graves effets indésirables – en France, 600 cas de narcolepsie officiellement reconnus, sur les 4,1 millions de personnes ayant reçu le vaccin Pandemrix –, on s'interroge. » Romain Gherardi, *Toxic Story – Deux ou trois vérités embarrassantes sur les vaccins et leurs adjuvants*, Actes Sud, octobre 2016.

civil, le médecin ou la sage-femme peut se dispenser d'obtenir le consentement du ou des titulaires de l'autorité parentale sur les décisions médicales à prendre lorsque l'action de prévention, le dépistage, le diagnostic, le traitement ou l'intervention s'impose pour sauvegarder la santé d'une personne mineure, dans le cas où cette dernière s'oppose expressément à la consultation du ou des titulaires de l'autorité parentale afin de garder le secret sur son état de santé. [...] »

Cela signifie qu'une jeune fille, par exemple, peut se faire vacciner avec le Gardasil sans que ses parents n'en sachent rien. Même si la suite de l'article prévoit que « le mineur se fait accompagner d'une personne majeure de son choix » au moment de l'acte, cela n'exclut pas les dérives, notamment lorsque les parents sont réfractaires voire opposés à une telle vaccination.

La vaccination contre le papillomavirus

Le même raisonnement vaut pour les vaccins anti-papillomavirus Gardasil Sanofi Pasteur MSD (quatre valences) et Cervarix GSK (deux valences). Le Gardasil a commencé à être prescrit sur le marché français en juillet 2007, date où il a obtenu le remboursement. Il a été accompagné d'une campagne publicitaire sans précédent, dans tous les médias, avec de grandes affiches apposées dans les vitrines des pharmacies avec le slogan « Gardasil, le traitement du cancer du col de l'utérus », ce qui est mensonger, car il ne traite pas toutes les souches.

Pourtant, la Haute Autorité de Santé s'était opposée dans un premier temps à cette diffusion, avant de l'autoriser sous l'influence de Sanofi, ainsi que l'a évoqué le Pr Gilles Bouvenot, président : « On a senti la pression de Sanofi, la mobilisation des leaders d'opinion, la mayonnaise montait, créant une sorte de consensus de telle sorte que celui qui critiquerait le vaccin serait vu comme un ignoble macho indifférent au sort des femmes. »[20] La publicité fut ensuite interdite par arrêté de l'AFSSAPS (l'actuelle ANSM) en date du 2 octobre 2010 en raison du message trompeur. « Mais trop tard, la campagne avait atteint son objectif en forçant la main du médecin prescripteur, et Gardasil atteignit plus de 160 millions d'euros de ventes en 2008. Il est intéressant d'observer que la Loi du 29 décembre 2011 relative au renforcement de la sécurité sanitaire du médicament et des produits de santé permet la dérogation à l'interdiction de publicité pour les vaccins s'ils figurent sur une liste établie pour des motifs de santé publique par arrêté du 28 septembre 2012 (Art. L 5122-6 du Code de la santé publique) du ministre de la Santé, et aussi pour les produits de sevrage tabagique. Cette liste comporte les vaccins contre rougeole, oreillons, rubéole, méningocoque C, grippe saisonnière, poliomyélite, diphtérie, tétanos, coqueluche, tuberculose et les infections à pneumocoques, mais EXIT le HPV et l'hépatite B »[21], interdits de publicité.

Une catastrophe de santé publique ?

Le résultat au 20 septembre 2015 : notre pharmacovigilance a enregistré 2 477 notifications de cas d'effets collatéraux, dont 639 graves, telles des infirmités définitives et quatre décès sur un total de 6 863 effets indésirables rapportés, auxquels il faut ajouter 25 % de cas pour le Cervarix, dont 31 % graves[22]. Chiffres largement sous-notifiés, si l'on se réfère à la pharmacovigilance (VAERS) des États-Unis, cinq fois plus peuplés, qui enregistre au 31 juillet 2016 un total de 45 483 événements indésirables, dont 268 décès, 1 480 infirmités, 8 451 personnes qui n'ont pas recouvré leur santé, 997

---

20. *Cancer du col de l'utérus : pourquoi le vaccin Gardasil fait peur*, Sophie Des Deserts, *L'Obs*, 5 avril 2014.
21. *Gardasil*, Serge Rader, *Réalités & Vaccinations*, bulletin d'information de la Ligue Nationale Pour la Liberté des Vaccinations, n° 26, janvier 2017
22. Rapport de pharmacovigilance de l'Agence nationale de sécurité du médicament.

anomalies cervicales avec 11 % de cancers, 742 pronostics vitaux engagés, 13 535 visites d'urgence, 4 520 hospitalisations et 5 814 effets graves.

Même l'Agence européenne du médicament annonce 352 décès en Europe et 10 156 infirmités de type neurologique, ce qui n'a pas empêché l'autorisation d'un nouveau Gardasil valence 9. Et rien n'y fait : alors que le tocsin sonne dans tous les pays du monde, le Japon en juin 2013, l'Utah (USA) en mai 2016 et récemment le Chili ayant même retiré leur recommandation, le troisième plan cancer 2014/2017 lancé par le président François Hollande a prévu de doubler leur administration aux jeunes filles, la loi donnant la possibilité maintenant de vacciner ces jeunes filles mineures sans l'autorisation des parents !

Heureusement, les ventes ont baissé d'un tiers depuis 2013, signe que la population se laisse moins berner par l'affairisme, mais on administre toujours quelque 33 700 doses mensuelles (dont 81 % de Gardasil), alors qu'il serait tellement plus efficace et sûr de généraliser le frottis vaginal à toutes les femmes en activité sexuelle (elles sont seulement un peu plus de la moitié à le faire actuellement).

Suivie d'une catastrophe judiciaire ?

Comment aussi ne pas être scandalisé du fonctionnement opaque de notre justice qui classe sans suite les dossiers des victimes du Gardasil, malgré des preuves d'imputabilité établies[23], laissant pourrir les affaires en comptant sur la lassitude des parties civiles pour abandonner des procédures épuisantes et onéreuses ? Ce n'est pas le cas en Italie, qui cumule une jurisprudence de plus en plus importante, grâce à des juges et des experts indépendants inexistants en France.

Citons pour l'exemple le cas de Marie-Océane Bourguignon, née en 1995 et vaccinée avec le Gardasil en octobre et décembre 2010,

---

23. CF. rapports d'expertise dans l'affaire Marie-Océane Bourguignon.

qui a déclenché une encéphalomyélite aiguë disséminée (une sorte de sclérose en plaques) certifiée par les expertises des hôpitaux de Dax et de Bordeaux, dont la plainte du 22 novembre 2013 devant le TGI de Paris a été classée sans suite le 26 octobre 2015, avec celles de trente-trois autres victimes. En novembre, elle a déposé une nouvelle plainte avec constitution de partie civile devant le doyen des juges et une audition a eu lieu le 1er juillet 2016...

Aux États-Unis, à fin 2012, quarante-neuf demandes de compensation pour les dommages dus au Gardasil, dont deux décès, étaient indemnisés par le National Vaccine Injury Compensation Program (VICP) pour un total de près de six millions de dollars. D'autres dossiers étaient alors à l'étude, d'autant plus que « les rapports d'effets collatéraux détaillent vingt-six nouveaux décès entre le 1er septembre 2010 et le 15 septembre 2011, ainsi que des situations de convulsions, paralysie, cécité, pancréatite, troubles de la parole, perte de mémoire à court terme et syndrome de Guillain-Barré. Les documents proviennent du VAERS (Vaccine Adverse Event Reporting System), qui permet à la FDA de contrôler la sûreté des vaccins. »[24]

Au Japon, soixante-quatre procédures contre le Gardasil ont lieu actuellement devant quatre tribunaux...

L'immunité de masse ou du troupeau

Il y a lieu aussi de préciser les choses à propos de ce qu'on appelle « l'immunité de masse » ou « immunité du troupeau » (ce terme se rencontre dans la littérature scientifique !) déjà évoquée. En fait, il n'existe aucune preuve que ce chiffre de 95 % de couverture vaccinale auquel on se réfère avec insistance comme seuil de sujets vaccinés à atteindre soit celui au-dessous duquel on risque la recrudescence de maladies de façon épidémique.

---

24. *U.S. court pays $6 million to Gardasil victims*, Peter Lind, *The Washington Times*, 31 décembre 2014.

Si l'on consulte le très important texte *Janeway's Immunobiology* de Kenneth Murphy[25] de la Washington School of Medicine de Saint Louis, un texte faisant universellement autorité, on y trouve, par exemple, une valeur de 80 %. Même en l'occurrence, il n'existe pas de justifications basées sur des faits, et tout est relégué à l'opinion, position qui bien qu'abondamment pratiquée, ne trouve pas de terrain légitime au niveau scientifique où tout doit être rigoureusement démontré. Cependant, des pays comme l'Autriche jouissent d'une couverture vaccinale décidément inférieure à ces valeurs déclarées critiques et il n'y semble pas y avoir de situations dignes d'une quelconque alarme.

Des populations de plus en plus fragilisées ?

C'est toujours un objet de surprise d'entendre une personne s'étonner d'apprendre que dans notre intestin grêle et notre colon vivent en parfaite et indispensable symbiose avec notre corps plus ou moins deux kilos et demi de bactéries, soit 40 000 milliards (autant que nos cellules) réparties en mille espèces et sept cents souches. Nous avons donc l'habitude de cohabiter avec une infinité de bactéries, de virus et bien d'autres, parmi lesquels nombreux sont potentiellement pathogènes. C'est ce contact rapproché durant des millénaires et répété génération après génération qui a mis en place une cohabitation pacifique ou, pour le moins, tolérable entre nous et ces formes de vie (ou « aux marges de la vie »[26], comme c'est le cas des virus) qui, si affrontées sans la nécessaire prédisposition immunitaire, pourraient produire des désastres. Or, lorsqu'on prend des antibiotiques ou qu'on se fait vacciner, cela perturbe ce microbiote, avec des conséquences que l'on ne mesure pas toujours.

---

25. *Janeway's Immunobiology*, Kenneth Murphy, Garland Science, mai 2014.
26. Rybicki, E. P., *The Classification of Organisms at the Edge of Life, or Problems with Virus Systematics*, in « S. Afr. J. Sci. », vol. 86, 1990, pp. 182-186.

Les Indiens de demain ?

Bien connue est la rencontre au XVIe siècle entre les Américains – les vrais, ceux natifs de ces territoires – et les Espagnols. Les envahisseurs portèrent en Amérique la grippe et quelques autres maladies infectieuses que les Européens surmontaient sans difficulté particulière ou des maladies qui, comme la variole, ne tuaient chez nous qu'une partie des cas infectieux. Exportées en Amérique, ces pathologies firent de véritables ravages, trouvant des populations qui, séparées de notre continent par un océan alors ardu à traverser, n'avaient jamais eu affaire à certains pathogènes. Le résultat fut que la cohabitation entre l'Américain autochtone et les virus ou bactéries ne se révéla pas possible.

Si nous continuons à nous vacciner de façon indiscriminée contre chaque type de maladie, en particulier les moins agressives, nous risquons de constituer une population protégée seulement de manière fragile et, dans le même temps, incapable de préparer des défenses immunitaires efficaces à transmettre à sa descendance. La conséquence, que l'on peut déjà observer chez les nouveau-nés qui attrapent des maladies autrefois destinées aux enfants plus mûrs, est de rendre effectivement plus virulents des pathogènes somme toute de faible importance. En un mot et en simplifiant beaucoup, nos anticorps ont besoin de s'exercer sur le terrain. Si nous continuons à les « ramollir », le risque que l'on peut courir est de faire naître des pandémies qui ont été jusqu'ici prévues et ont souvent menacé, mais sans jamais se déclencher.

Avec le plus grand respect pour la médecine et même avec admiration, nous nous permettons de rappeler une phrase du philosophe anglais Francis Bacon ou, comme il se nommait en son temps, Francesco Bacone : « La Nature se domine seulement en lui obéissant. » Certes, quand la médecine sort de ses rails, il peut arriver que l'admiration régresse quelque peu.

Que sont les maladies vaccinables ?

Comme certainement Monsieur de La Palice l'aurait dit, la maladie est le contraire de la santé. Laissant de côté la perception que chacun a de lui-même et de son propre bien-être, la maladie, du latin *mala actio* ou « mauvaise action », est un état altéré de ce qui est considéré l'état de « normalité », ce qui transforme un sain en un malade, du latin *male aptus*, soit « mal en point ». Nous avons déjà parlé de l'état à partir duquel une maladie peut être définie comme infectieuse. À cela, ajoutons que la maladie infectieuse est transmise d'individu à individu, humain ou animal, peu importe, à travers des bactéries, des champignons et autres êtres vivants microscopiques.

Les virus sont des entités un peu étranges qui ne peuvent être classées en terme rigoureux parmi les êtres vivants. Dans les grandes lignes, il s'agit de formations d'ADN ou ARN renfermées dans une protéine qui, pour se répliquer, ont besoin de s'introduire dans une cellule vivante. C'est ainsi que leur installation dans une cellule hôte entraîne des modifications telle que l'induction de la maladie. Sans entrer dans les détails, les virus sont classés en familles, sous-familles, genres et espèces. À la même espèce peuvent appartenir des entités virales qui se ressemblent beaucoup, tant à ne pouvoir être rangées dans d'autres genres, mais elles sont légèrement différentes l'une de l'autre et chacun de ces groupes est appelé « souche ». La diversité ainsi définie fait que ces virus, à peine différents et appartenant à des souches tout autant différentes, sont capables d'induire des formes diverses de la même maladie. Quelque chose d'analogue existe aussi pour les bactéries.

Il est indispensable également de savoir que, souvent, les virus ne restent pas identiques à eux-mêmes, parce qu'ils évoluent, sans que le concept d'évolution implique en quelque façon une amélioration. Évoluer signifie simplement muter l'ADN ou l'ARN avec des changements qui sont petits, certes, mais suffisants pour rendre le virus difficile à suivre. Quelquefois, la mutation est lente, d'autres fois elle est rapide, et lorsque c'est le cas, elle est le motif principal pour lequel on ne réussit pas à affronter certaines maladies avec l'efficacité souhaitée.

Étudions maintenant les maladies qu'ils génèrent et auxquelles correspondent des vaccins.

La méningite

Il s'agit d'une inflammation des méninges, les membranes qui recouvrent l'encéphale et la moelle épinière. Les causes sont multiples, jusqu'à certains médicaments anti-inflammatoires ou antibiotiques, qui peuvent en être responsables. Celle qui est particulièrement concernée du point de vue vaccinal est d'origine bactérienne et due au méningocoque, scientifiquement appelé le *Neisseria meningitidis*. Ce micro-organisme se présente sous treize souches diverses : A, B, C, D, 29E, H, I, K, L, W135, X, Y, Z. Chacune est responsable d'une méningite différente, et il existe des vaccins pour cinq de ces souches (A, B, C, W135 et Y).

Le papillomavirus

Pour les virus, on peut prendre l'exemple du papillomavirus souvent évoqué sous le sigle HPV (*Human Papilloma Virus*), un des responsables du cancer du col de l'utérus. Il existe sous une centaine de souches différentes, dont moins d'une vingtaine sont cancérigènes. Un vaccin est disponible pour seulement deux d'entre elles.

Les souches variées de ce virus peuvent rester latentes dans l'organisme, même très longtemps, jusqu'à ne jamais se manifester. En fait, l'immense majorité des femmes sexuellement actives a contracté au cours de la vie, sans s'en apercevoir, une infection par ce virus. Il n'existe donc pour elles aucune justification à être vaccinées. De plus, ce type de cancer est en régression constante dans les pays développés et il peut être diagnostiqué facilement et de façon très précoce par un simple test Pap[27], éventuellement suivi d'une colposcopie[28] et d'une biopsie[29]. Dans le cas où l'on relèverait la présence d'une tumeur, on pourra procéder à une intervention chirurgicale avec une technique qui peut être effectuée en hospitalisation de jour. En corollaire, le papillomavirus peut toucher aussi les garçons, et plus ou moins la moitié d'entre eux contracte l'infection de manière naturelle au cours de la vie, presque toujours à leur insu.

Nous croyons qu'il vaut la peine maintenant de raconter un épisode qui nous a concernés directement. Un jour, Luigi Pelazza, journaliste du programme TV *Le Iene* (*Les Hyènes*) et un opérateur vidéo vinrent dans notre laboratoire pour commencer un reportage sur le Gardasil, le vaccin mis au point pour prévenir le cancer du col de l'utérus des papillomavirus. Il nous apporta un échantillon à analyser et L. Pelazza nous rapporta comment Jean-Pierre Spinosa, gynécologue suisse de Lausanne, avait épluché toute la littérature technique que le fabricant avait remise à la Food and Drug Administration pour obtenir l'autorisation de distribuer le produit aux États-Unis.

---

27. Le Pap Test ou frottis vaginal consiste à prélever avec une petite spatule des cellules du col de l'utérus qui sont ensuite observées au microscope. Il constitue aujourd'hui un élément de screening très diffusé pour le diagnostic précoce du cancer du col utérin.

28. La coloscopie est l'observation directe du col de l'utérus à l'aide d'un appareil appelé « colposcope ».

29. La biopsie est le prélèvement d'un petit échantillon du tissu biologique destiné à être analysé par un spécialiste nommé « histopathologue ».

Selon Pelazza, Spinosa avait conclu que la propre littérature de la firme montrait l'insuffisante efficacité du vaccin. Il nous parla aussi d'essais hâtifs conduits sur des échantillons trop faibles de population et avec des résultats pas très heureux. La question de l'évaluation de l'efficacité d'un médicament ne rentrant ni dans nos objectifs de travail ni non plus dans nos possibilités, nous répondîmes donc au journaliste que la seule chose que nous pouvions faire était d'observer au microscope électronique l'échantillon apporté pour rechercher d'éventuelles présences anormales de particules. Ce que nous fîmes et le résultat, plus détaillé quelques pages plus loin, fut en effet que cette ampoule contenait un liquide pollué de poussières.

La proposition du journaliste fut alors de nous rendre à Rome au siège de Sanofi Pasteur, qui avait produit ce vaccin. Nous y allâmes en compagnie de Pelazza, Spinosa et deux opérateurs appelés à filmer la rencontre avec Roberto Biasio, directeur médical de la société, biologiste et professeur à l'université de Bologne appelé exprès pour la circonstance.

La rencontre dura la matinée entière et se termina avec un sérieux embarras du côté des producteurs du vaccin. Par la suite, les responsables de l'émission télévisée reçurent un appel téléphonique de Sanofi Pasteur et le reportage ne fut jamais diffusé. La chose, néanmoins, n'en resta pas là : Pelazza dénonça le fait au Centre antifraudes des carabiniers (NAS) et l'un de nous (Stefano Montanari) fut appelé à témoigner à leur siège central à Rome. L'audition eut lieu au début octobre 2011 et dura tout l'après-midi d'un dimanche. Tout cela sans aucune suite. Quelque temps plus tard arrivèrent au laboratoire les carabiniers du NAS de Parme et, encore une fois, nous leur remîmes la documentation relative aux analyses. Le résultat fut le même : silence absolu.

Longtemps après, l'un de nous deux (Stefano Montanari) fut interrogé par l'hebdomadaire *Il Salvagente*[30] et les résultats de nos

---

30. *Il Salvagente* (*La Bouée de sauvetage*), n° 38, du 27 septembre 2012.

analyses furent illustrés dans l'interview. L'Institut supérieur de la santé fut aussi interpelé et Stefania Salmaso, épidémiologiste de cette administration, déclara que nos analyses étaient sans valeur, alors que notre laboratoire est retenu par la Commission européenne parmi les cent offres continentales de pointe du secteur[31]. Le pourquoi de ces souillures et de leur origine furent des arguments tout simplement ignorés.

Roberto Biasio de Sanofi Pasteur fut aussi interviewé et, avec grande honnêteté, déclara au contraire que nos analyses étaient irréprochables. Puis il ajouta qu'elles n'étaient pas pertinentes face aux standards de qualité requis dans les procédures de production et d'autorisation de sortie des lots de vaccins, donc, finalement, que la présence de polluants importait peu. Le plus important paraissait donc que la bureaucratie soit respectée et, au fond, si certaines choses n'étaient pas trop colportées, tout irait pour le mieux.

Au final, pour tranquilliser tout le monde, Biasio conclut que, de toute façon, le médecin se serait aperçu de la présence de particules dans le vaccin simplement en le regardant, ce qui paraît pour le moins curieux vu que les particules ne sont visibles qu'au microscope électronique. En définitive, grâce à la vue extraordinaire qui paraît être la prérogative de tous les médecins, le vaccin « sale » n'aurait jamais été injecté.

Si le reportage ne fut pas diffusé, Pelazza n'avait pas l'intention d'en rester là. Un de nous (Stefano Montanari) l'accompagna à Milan à l'Institut de recherches pharmacologiques Mario Negri, au minimum pour obtenir une explication raisonnable de ces présences indues dans les vaccins. À l'époque, le directeur de l'Institut était Silvio Garattini, considéré comme l'un des plus grands pharmacologues italiens, avec un médailler honorifique très imposant. Pelazza avait demandé à être accompagné pour pouvoir discuter du problème avec Garattini. Mais la chose ne fut pas possible : Garattini voulait

---

31. European Commission, *100 Technology Offers Stemming from EU Biotechnology RDT Results*.

bien recevoir Pelazza mais refusa la rencontre à caractère technique, car « on sait que Montanari est un anti-vaccins ». Laissons de côté le fait que l'assertion est entièrement fausse, mais en procédant ainsi, il oubliait que la caractéristique essentielle du scientifique est la curiosité et la sérénité de jugement. Donc regarder les images de microscopie électronique qui avaient été apportées aurait dû être un véritable et réel plaisir, voire un privilège, car elles ne sont pas fréquentes. Et discuter des polluants n'aurait jamais dû représenter le moindre embarras. Pourtant, ce ne fut pas le cas. Qui le souhaite en tirera ses propres conclusions.

Les virus de la grippe

Les virus comme ceux responsables de la grippe changent chaque année et il est pratiquement impossible de préparer un vaccin pour la forme virale courante. Par conséquent, les vaccinations pratiquées l'année en cours sont celles étudiées pour une souche qui pourrait ne plus exister.

L'hépatite B

Il s'agit d'une infection virale qui attaque le foie. Le virus est transmis par voie sexuelle ou sanguine avec du matériel souillé, ou par transmission mère-enfant, particulièrement dans les pays asiatiques ou africains de forte endémie. La meilleure prévention est donc l'usage des préservatifs chez les sujets à risques ayant des partenaires multiples, la distribution gratuite de seringues à usage unique ayant réduit la contamination chez les toxicomanes.

Plus de 95 % des personnes atteintes ne développent aucun symptôme et, dans moins de 5 % des cas, elles développent une forme chronique de la maladie, dont 20 à 30 % évolueront vers une cirrhose et/ou un cancer. Il n'y a donc aucune raison d'avoir organisé un mouvement de panique générale mensonger destiné à justifier une campagne de vaccination de masse tous azimuts, des nourrissons aux seniors sans histoire, que le ministre Philippe Douste-Blazy a orchestrée en 1994 pour remercier le SNIP, Syndicat national des industries pharmaceutiques devenu LEEM, dont le président d'alors était aussi celui du fabricant du vaccin Engerix B/ SKB devenu GSK, d'avoir participé au financement de sa campagne législative de 1993[32].

Son successeur, Bernard Kouchner, stoppa cette campagne en 1998 dans les collèges face à l'ampleur de la vague d'effets indésirables enregistrés : scléroses en plaques (SEP), scléroses latérales amyotrophiques (SLA) et autres maladies auto-immunes confirmées en septembre 2013 par le Pr Dominique Costagliola, épidémiologiste, et le Pr Bernard Bégaud, pharmacologue et vice-président de la Commission nationale de pharmacovigilance.

De 1994 au 31 décembre 2010, cent douze millions de doses à 18,64 € ont été injectées, ce qui correspond à environ trente-sept millions de personnes vaccinées, dont quatorze millions d'enfants de moins de quinze ans. Mais ce qui est le plus aberrant est de continuer à vacciner les 800 000 nourrissons annuels à deux, quatre et onze mois avec ce vaccin inclus dans l'Infanrix Hexavalent GSK ou l'Hexyon Sanofi récemment autorisé, la plupart du temps sans que les parents en soient correctement informés.

Que soit ici salués le courage et l'abnégation de l'association REVAHB[33] qui, malgré l'ostracisme et le déni des autorités responsables, continue à faire valoir les droits des victimes de ces vaccins et ce, malgré la sentence émise le 9 mars 2016, après plus de dix-sept ans de procédure, d'un non-lieu général et coutumier dans ce genre d'affaire, suivant ainsi la réquisition du parquet de juillet 2015.

---

32. *La Santé publique en otage : les scandales du vaccin hépatite B*, Éric Giacometti, Albin Michel, janvier 2001.
33. Association de victimes du vaccin hépatite B – www.revahb.fr.

Pendant ce temps, les parties civiles, déjà atteintes moralement et financièrement, continuent de décéder, tel Gérard Foucras, mort le 31 mai 1999 des suites d'une SLA contractée alors qu'il avait inutilement reçu en 1996, à l'âge de soixante-six ans (!), les trois injections de Genhevac B Sanofi (l'autre vaccin anti-hépatite B). C'est un véritable parcours du combattant qui les attendent, nos institutions refusant de reconnaître leurs erreurs dans les choix et les contrôles sanitaires, car il y aurait trop de victimes à indemniser. Alors on continue comme si de rien n'était... Est-ce la transparence réclamée par la population et digne de notre démocratie ? Et les autorités continuent de nier la relation vaccin/SEP malgré l'indemnisation de victimes ; l'étude du pédiatre Dr D. Le Houézec montrant, à partir des données CNAM et ANSM, une augmentation de 65 % des cas pendant la campagne vaccinale ; l'étude du Pr Marc Tardieu, neuropédiatre démontrant un risque SEP x 1,74, avec l'analyse du mathématicien Bernard Guennebaud témoignant de signaux très forts de corrélation, en contradiction avec ceux du ministère.

Des conséquences exagérées ?

Un autre point important, que l'on préfère taire au niveau officiel, est l'image qui est proposée des maladies. Pour quiconque ayant affronté le problème, c'est un fait évident que la gravité de nombreuses maladies est exagérée outre mesure. Juste à titre d'exemple, les maladies exanthématiques comme la rougeole, la varicelle et la scarlatine sont absolument bénignes et les risques effectifs encourus par les enfants qui les contractent, bien qu'existants, sont vraiment minimes. La même chose vaut pour d'autres maladies communes de l'enfance comme la coqueluche. Cependant, en dépit des faits et de l'expérience passée, ces pathologies ont été transformées en affections pour lesquelles on risque carrément la mort.

Éthique insuffisante de l'industrie pharmaceutique

En définitive, en ayant exagéré par certains comportements qui n'ont absolument rien d'éthique, les industries pharmaceutiques ont jeté au vent cette auréole de sacralisation qui les enveloppait. Depuis longtemps, elles ne sont que des entreprises industrielles et commerciales comme n'importe quelles autres et, en tant que telles, ne cherchent qu'à faire du profit, chose absolument irréprochable. Lorsque le profit vient de la santé, une certaine délicatesse, pour ne pas dire plus, devrait être l'obligation. Les faits prouvent au contraire que des troubles physiques de portée insignifiante sont transformés en problèmes médicaux à affronter avec des armes de démolition puissantes et coûteuses. Des moyens préventifs et thérapeutiques sont proposés en exaltant leurs propriétés bénéfiques mais en taisant leurs risques, avec des procédés qui dépassent quelquefois les bornes comme le chantage et l'intimidation mis en œuvre auprès des parents de nouveau-nés.

Désormais célèbre est l'interview de 1976 donnée dans la revue *Fortune* par Henry Gadsen, directeur du géant pharmaceutique Merck, peu avant de partir en retraite. Gadsen se plaignait du fait que l'on produisait des médicaments seulement pour les malades quand son rêve était de traiter aussi pharmacologiquement les individus sains, acquérant ainsi le monde entier comme client potentiel.

Dans le même esprit, le *New York Times* publia le 2 septembre 2009 en première page un article[34] racontant la façon de travailler de certaines industries pharmaceutiques sur le cancer, maladie alors insuffisamment exploitée au niveau du business thérapeutique, afin de soutirer de l'argent à ceux qui justement en mouraient. Textuellement : « Recent scientific discoveries have suggested new targets for cancer drug researchers to attack. And as drug companies see profits beginning to wane from mainstays like

---

34. www.nytimes.com/2009/09/02/health/research/02cancerdrug.html ?_r=0.

"Lipitor"[35], the high prices that cancer drugs can command have become an irresistible lure. »[36]

On ne peut pas cacher que la très grande majorité des médecins engagés dans les domaines de recherches ci-dessus et, en vérité, dans la plus grande majorité des recherches dans le champ médical, sont en conflit d'intérêts évident, en recevant leurs financements des firmes pharmaceutiques. En bref, si l'on veut continuer à entretenir un laboratoire de recherche, à aller aux congrès, distractions incluses, à publier des articles (peu de gens savent que pour publier dans les revues médicales, l'addition est plutôt salée), donc si l'on veut faire carrière, on ne doit pas mécontenter ceux qui financent.

C'est aussi un fait que la commercialisation d'un médicament est préparée avec des techniques de marché tout à fait identiques à celles de tout autre produit. Par suite, les médecins, dont on sort du cabinet avec une prescription très orchestrée, sont les plus chouchoutés par ceux qui peuvent les aider tant au plan économique qu'en terme de visibilité permettant un futur brillant, avec l'argent et les honneurs pour corollaires.

En un mot, beaucoup de malades ou présumés tels équivalent à beaucoup d'argent et, finalement, le rêve de Gadsen est en train de se réaliser progressivement.

---

35. Médicament pour le traitement de l'hypercholestérolémie produit par Pfizer, correspondant au Tahor en France qui a été génériqué en 2012 (Atorvastatine DCI), et au Torvast en Italie.

36. Traduction : « De récentes découvertes scientifiques ont suggéré de nouvelles cibles à viser par les chercheurs du secteur des médicaments anti-cancer. Et tandis que les industries pharmaceutiques voient diminuer les profits de piliers porteurs comme le Lipitor, les prix élevés qui peuvent résulter des médicaments anti-cancer sont devenus une attraction irrésistible. »

La médecine sans les personnes

Une autre des plaies de la médecine telle qu'elle est appliquée aujourd'hui dans le traitement des maladies est celle des protocoles. Tandis qu'autrefois, à travers les siècles, toute la science médicale, ou du moins une grande partie, pouvait être logée dans un cerveau, la chose est totalement impensable aujourd'hui. De plus, étant donné le progrès en constante accélération, erreurs nombreuses comprises, des bibliothèques entières n'y suffisent plus, si grandes soient-elles. Ainsi, la médecine s'est super-spécialisée et l'organisme n'est plus vu comme une sorte d'orchestre où chaque instrument joue quelque chose de différent de l'autre pour finaliser une composition faite de mélodie (peut-être complexe) et d'harmonie (peut-être aussi complexe).

Par conséquent, ce que fait chacun des super-spécialistes est de se concentrer sur un seul instrument, donc un seul organe ou, plus souvent, une fonction particulière de cet organe, comme si le reste n'existait tout simplement pas. Et alors entrent en scène les protocoles, ce qui se manifeste ainsi : un patient arrive à l'hôpital, où l'on n'arrive pas à lui poser un diagnostic certain du premier coup. On le soumet immédiatement à un examen ou une batterie d'examens. Ce qui sort de ces données s'appelle le diagnostic, résultat accouché mécaniquement, où il n'y a plus de Monsieur Dupont ou de Madame Durand mais l'être humain idéal tel qu'il est conçu par une espèce de consensus général ou, mieux, par un groupe plus ou moins restreint, de manière résolument discutable, qui revêt les habits d'expert dont l'autorité ne souffre d'aucune discussion.

À bien regarder, tout cela n'est rien d'autre qu'un retour au Moyen Âge : Untel l'a affirmé (qui que ce soit) et cela suffit. Il s'agit d'un assujettissement volontaire humiliant vis-à-vis de quelqu'un, presque toujours inconnu, envers lequel nous renonçons à exercer le droit de critique. De là, le protocole, fait d'une série de passages le long desquels on met en route une stratégie thérapeutique.

À la chaîne

La biologie veut cependant que les choses soient un peu plus complexes. Une stratégie bonne pour tous équivaut à une paire de chaussures de taille 42 avec la prétention qu'elle chausse parfaitement un nouveau-né, un joueur de basket-ball ou une charmante dame... Dans la nature, ce sont seulement les organismes unicellulaires, par exemple les amibes, qui réagissent tous de la même manière au même stimulus. À mesure que l'on monte dans l'échelle biologique, les organismes deviennent toujours plus complexes, les différences entre individus plus marquées. L'*Homo Sapiens* est, dans l'absolu, l'être le plus complexe et compliqué qui habite la Terre. Grâce à son psychisme ou peut-être à cause de lui, il peut introduire d'ultérieures complications à une physiologie qui, ne fût-ce que pour ces interférences, ne serait pas différente de celle d'un singe anthropoïde comme un chimpanzé ou un gorille. La conséquence, pour ce qui nous intéresse dans notre sujet, est que le traitement qui pourrait être indiqué pour un individu ou aussi pour une majorité d'individus pourrait ne pas l'être pour un autre, jusqu'à être carrément contre-indiqué. Notre expérience professionnelle nous a amené à rencontrer un nonagénaire qui présentait un taux de cholestérol sanguin triple de la valeur supérieure considérée comme seuil ; quand un médecin a tenté de le ramener à ce qui était réputé la norme, le résultat fut d'induire chez le sujet un état de lourd mal-être.

Cette prétention à vouloir traiter l'individu comme la copie conforme d'un modèle idéal, en fait totalement abstrait, entraîne quantités d'accidents. Les maladies iatrogènes, c'est-à-dire celles provoquées par le médecin, prennent une place prédominante dans l'incidence des pathologies qui touchent les êtres humains. Médicaments anti-inflammatoires, anti-cancer, antibiotiques et neuroleptiques sont quelques-uns de ceux dont l'abus est aussi commun que communément délétère. Il pourra être intéressant de remarquer que dans toutes les classifications des pays avancés, les traitements médicaux constituent la troisième cause de décès après les maladies cardiovasculaires et les cancers.[37]

Avec tout ceci, l'application servile des protocoles pré-confectionnés et bons pour tous résulte d'une extrême commodité pour le médecin qui n'a plus le poids de devoir penser ni l'engagement quelquefois angoissant de devoir décider. Les machines ont émis le diagnostic et le protocole adopté universellement dicte les rails à suivre. À toute pathologie correspond automatiquement un médicament. Ainsi, il n'y a plus de responsabilité et, bon an mal an, aucun juge ne pourrait condamner le médecin en cas d'accident. Et, si le patient ne réagit pas positivement, tant pis pour lui, il sera souvent abandonné à son destin.

Les vaccinations sans enfant

Ce n'est pas une grande surprise si les vaccins aussi se conforment à une médecine qui ne diffère pas particulièrement d'une bureaucratie mécanique, aveugle et sourde. Les vaccinations sont généralement administrées à l'aveuglette, sans que personne ne s'assure si la pratique est nécessaire, ce qui pourrait ne pas l'être si le sujet a déjà contracté naturellement la maladie, peut-être même sans s'en apercevoir comme cela peut arriver pour certaines, dont, entre autres et juste à titre d'exemple, la rubéole.

On ne contrôle pas non plus si celui qui recevra le vaccin est allergique ou sensible à un ou plusieurs composants du produit, chose par ailleurs impossible à mettre en pratique, pour la bonne raison

---

37. « Le LEEM est l'organisme professionnel représentatif des entreprises du secteur de l'industrie pharmaceutique en France. Peu suspect, donc, à priori, de majorer les dommages de la iatrogénie médicamenteuse, le LEEM évaluait, en 2012, à 143 915 le nombre d'hospitalisations « dus aux effets secondaires connus des médicaments ou à des erreurs humaines. » Source : le site de l'Adéic (www.adeic.fr).
Cela représenterait entre 10 et 18 000 décès chaque année en France.

que tout ce qui se trouve dans les vaccins n'est pas communiqué et que le médecin ne dispose pas des informations pour se rendre compte de l'état du sujet du point de vue allergologique. Bref, le vaccin s'administre, et à la grâce de Dieu !

Chapitre 4

Nanopathologies

Les pages qui suivent, au moins celles en rapport avec un certain contenu des vaccins, ne sont pas compréhensibles si on ne possède pas quelques notions de nanopathologie, une discipline ayant récemment rejoint la médecine, en rendant plus clairs de nombreux phénomènes qui, jusqu'à ces dernières années, étaient difficiles à expliquer ou l'étaient de façon erronée.

La médecine n'est pas une science

Dégageons tout de suite le champ d'une équivoque : la médecine n'est pas une science. Nous nous rendons compte que, tout au plus, cette affirmation semblera scandaleuse comme une atteinte à lèse-majesté, mais c'est ainsi. Que celui qui veuille approfondir aille consulter les textes d'épistémologie, la branche de la philosophie qui s'occupe de la connaissance scientifique et des méthodes pour arriver à cette connaissance, il verra qu'ils ne laissent aucun doute. Parmi les caractéristiques principales qui tiennent la médecine en dehors de la sphère des sciences rigoureuses, il y a la non-répétition. Évitant de nous enfoncer davantage dans une argumentation qui sort des intentions de cet ouvrage, rappelons qu'une assertion est vraie dans le champ scientifique quand un phénomène déterminé se vérifie invariablement chaque fois qu'il existe les mêmes conditions environnantes appropriées ainsi que toutes les composantes du cas. Par exemple, si l'on met un gramme de sel de cuisine (chlorure de sodium) dans un litre d'eau à 20 °C de température, ce sel se scindera toujours et de toute façon pour moitié en chlore et pour moitié en sodium. Phénomène simple, banal, reproductible à l'infini et scientifiquement irréprochable.

En médecine, si l'on administre une quantité déterminée d'un médicament déterminé à un sujet déterminé, il n'est pas dit qu'on obtienne toujours le même résultat. Dans presque la totalité des cas, l'effet désiré par celui qui administre le remède se réalisera seulement sur une partie, possiblement très majoritaire, des sujets. Et l'un des critères pour attribuer une note au médicament, certes pas le seul, consiste à observer combien de fois il atteint la cible. Puis il existe ce qu'on appelle les effets paradoxaux : ils surviennent quand un médicament produit des effets différents, parfois totalement opposés à ceux qui étaient attendus. Ils sont plus fréquents que ce que l'on croit et un exemple parmi tant d'autres est celui des benzodiazépines, médicaments anxiolytiques qui, chez certaines personnes, induisent l'angoisse au lieu de la combattre, en y ajoutant l'irritabilité, l'excitabilité et jusqu'à des comportements violents.

Un autre exemple d'expérience commune est celui lié à la caféine. Il y a celui qui, après avoir bu un café, ne dort plus pour trois nuits consécutives et celui qui, avant de se coucher, en boit une grande tasse s'assurant ainsi un sommeil paisible. Tout cela pour ne pas parler des effets allergiques qui parfois se vérifient avec la prise de médicaments, relativement inoffensifs toutefois pour la grande partie de la population ; c'est le cas, par exemple, de certains antibiotiques comme la pénicilline. Sans oublier les placebos[38], qui fonctionnent fréquemment aussi bien que le médicament avec lequel ils sont comparés.

Les vaccins, médicaments qui contiennent d'autres médicaments, ne se différencient pas de ce qui est brièvement rapporté ci-dessus.

Tout cela fait de la médecine une profession d'une difficulté énorme. Si un médecin prétend à la dignité qui doit lui être propre et refuse de se contenter d'être un automate dispensateur bureaucratique de médicaments, se retrouver en face de dilemmes sera inévitablement son lot quotidien.

---

38. Le placebo est une substance qui a l'aspect d'un médicament mais qui est dépourvu de principe actif.

Des vérités et de la science...

Et puis il y a le problème des démonstrations. Tandis que dans une science exacte comme les mathématiques, la démonstration d'un théorème n'a nul besoin de ce support fallacieux et tout autre qu'universel qu'est l'expérience, et donc porte une vérité indiscutable, la médecine a besoin de nombres : beaucoup de cas évalués statistiquement constituent le critère pour établir la vérité ou, mieux, la vérité tout autre qu'absolue et de fait limitée, dont la médecine doit se contenter. Et les vérités de ce genre sont sujettes à des modifications continues, à des ajustements et jusqu'à des inversions de tendance à mesure que croissent les nombres, avec toutes les variables que comporte le fait d'assimiler à des nombres des êtres humains, dans leur entière complexité. Par conséquent, ces vérités, au sens strict, ne le seront jamais : tout au plus parlera-t-on d'une déclaration de l'état momentané de cet art. Pour démontrer combien sont fragiles ces principes retenus comme absolus et universels par la médecine, évoquons l'exemple connu de Paracelse, l'auteur du concept selon lequel c'est seulement la quantité d'une substance qui constitue le poison[39].

Cet axiome est un point de repère de la toxicologie qu'on ne retrouve pas en nanopathologie[40], où la réaction adverse ne dépend qu'en partie de la quantité de particules entrées dans l'organisme. Il est vrai que, si le nombre de particules le pénétrant est relativement faible, comme nous le verrons par la suite avec les vaccins, les

---

39. Philippus Aureolus Theophrastus Bombastus von Hohenheim, dit Paracelsus ou Paracelse (1493-1541), fut médecin, alchimiste et astrologue suisse. « Omnia venenum sunt: nec sine veneno quicquam existit. Dosis sola facit, ut venenum non fit », dont la traduction donne : « Chaque chose est poison et il n'y a rien qui ne soit pas vénéneux. C'est seulement la dose qui fait que cette substance ne devienne vénéneuse. » *(Responsio ad quasdam accusationes et calumnias suorum aemulorum et obtrectatorum. Defensio III. Descriptionis et designationis novorum Receptorum)*.

40. La nanopathologie est la discipline médicale qui traite des maladies induites par les micro et les nanoparticules solides et inorganiques.

réactions indésirables ne seront pas observables dans la majorité des cas. Mais, à la différence de ce qui arrive pour de nombreuses substances qui ont comme caractéristique de viser de préférence des tissus ou des organes particuliers entraînant des effets bien pronostiqués et certes proportionnels à la dose, les particules n'ont pas de cibles fixes et frappent de façon fortuite n'importe quel organe ou tissu. Donc l'effet dépend du lieu où finissent ces poussières, un fait qui est évidemment lié au cas.

Nous devons ajouter que, si les particules emprisonnées dans les tissus ne sont pas biodégradables comme il arrive souvent, elles ne seront pas éliminées, avec toutes les conséquences en terme de chronicité du stimulus qu'induit un corps étranger « éternel ».

Au final, si la médecine n'est pas une science, elle s'en sert grandement, à tel point qu'aujourd'hui la recherche médicale est effectuée pour une part importante par des chimistes, des physiciens, des bio-ingénieurs et beaucoup d'autres scientifiques. Celui qui jette un coup d'œil à la liste des prix Nobel de médecine s'apercevra que les médecins récompensés ne sont pas si nombreux.

Nous, les auteurs de ces pages, bien qu'ayant une histoire quadragénaire de croisements avec la médecine, ne sommes pas médecins et avons reçu une formation rigoureusement scientifique selon laquelle nous travaillons et qui nous permet de faire de la recherche indépendante.

Des poussières à tous vents

Il y a quelques décennies déjà, nous fûmes les protagonistes d'une découverte qui apporta une contribution au progrès médical. Après avoir observé sans en comprendre l'origine la présence dans le sang d'éléments chimiques tout à fait étrangers à l'organisme, l'un de nous (Antonietta Gatti) rencontra par pur hasard des années plus tard un patient qui souffrait depuis presque neuf ans d'ennuis de nature variée, dont personne n'avait été capable de diagnostiquer l'origine. Nous trouvâmes chez ce sujet des fragments infinitésimaux de céramique dans son foie et ses reins. Nous découvrîmes qu'il avait avalé pendant des années les poussières très fines dérivées de ses deux bridges dentaires mal exécutés et qui se consumaient graduellement[41,42]. De là – nous sommes alors fin 1997 –, commença notre recherche sur les maladies causées par des particules solides et inorganiques entrées dans l'organisme et, surtout, retenues par celui-ci.

Ce fut plutôt mal accueilli par ceux qui occupaient alors des positions importantes dans le domaine médical et en dehors. Le motif de cet accueil hostile fut de nous être aperçus, sans que nous nous en soyons nous-mêmes rendu compte, que les poussières sont la cause de nombreuses pathologies non seulement très sérieuses mais en continuelle et vertigineuse augmentation, tandis que la population touchée se confronte à des intérêts immensément plus grands que nous : les explosions dans le domaine militaire, la combustion des déchets, la production d'énergie électrique avec des centrales à huiles lourdes ou à charbon, l'emploi des moteurs à explosion et l'usage sans discernement de quelques systèmes conçus pour l'anti-pollution, étaient et restent quelques-uns des obstacles que, de façon tout à fait involontaire, nous dûmes affronter et affrontons encore.

L'environnement dans lequel nous vivons aujourd'hui pullule de poussières de toutes dimensions, souvent pas plus grandes que quelques dizaines de nanomètres[43], qui viennent de sources diverses. La Nature en produit des plus grosses, de l'ordre du micron[44] et au-dessus, principalement issues des éruptions volcaniques,

---

41. A. M. Gatti, M. Ballestri, A. Bagni, *Granulomatosis associated to porcelain wear debris*, American Journal of Dentistry, vol. 15(6), 2002, p. 369-372.
42. A. M. Gatti, *Biocompatibility of micro- and nano-particles in the colon* (part II), *Biomaterials* vol. 25, 3 Feb. 2004, p. 385-392.
43. Un nanomètre est un milliardième de mètre.
44. Un micron est un millionième de mètre.

de l'érosion des roches, du soulèvement des sables et des incendies de forêt. Par leurs dimensions, ces particules ne sont pas particulièrement agressives, car, relativement plus grosses, elles ne parviennent pas à pénétrer l'organisme comme le font d'innombrables poussières d'origine anthropique, c'est-à-dire générées par les activités humaines, qui sont souvent beaucoup plus petites.

Nous en avons énuméré les principales sources de production typiques de notre civilisation. Parties intégrantes de notre façon de vivre, ces poussières finissent partout et, quand nous écrivons « partout », nous entendons vraiment dans chaque endroit de l'environnement, dans l'air, l'eau, les terrains, et dans tous les compartiments de l'organisme, des os à chaque organe, cerveau compris. Pas même le noyau des cellules n'est exempt de ces invasions. Lorsque les particules pénètrent ainsi profondément, elles interfèrent négativement avec l'ADN, cette espèce de livret d'instructions complexe, qui contient le code génétique de la cellule et règle son mode de comportement et de reproduction.

Une fois que les particules de poussière, transportées par le flux sanguin, sont arrivées à un organe, dont il est impossible de diagnostiquer lequel, elles s'y installent sans la possibilité d'en être expulsées, car l'organisme n'en est pas capable. Ce que font les tissus est de les percevoir pour ce qu'elles sont : des corps étrangers. Et les corps étrangers non biodégradables, comme le sont dans la majorité des cas les particules que nous traitons, sont isolés en l'entourant d'un tissu particulier de nature inflammatoire appelé « tissu de granulation ». Avec le temps, ce tissu a de très grandes probabilités de se transformer en un cancer[45]. Dans certains cas, ce phénomène peut mettre peu de mois à se vérifier, bien qu'il prenne habituellement des années, souvent des décennies, parfois plus que la durée de la vie ; il reste alors en cours de formation sans avoir le temps de se manifester.

----

45. www.nature.com/nature/journal/v420/n6917/full/nature01322.html

Divers facteurs sont responsables de cette variabilité (dans le temps et les circonstances) avec laquelle se développent les maladies, mais leur présentation sort des objectifs de ces pages. Pour approfondir, se reporter aux livres que nous avons écrits dans le passé, à visée de vulgarisation[46] ou scientifique[47].

Erreur toxicologique

Une autre erreur commise régulièrement par les toxicologues est de voir les effets toxiques induits par les éléments chimiques comme s'ils se déclaraient toujours et nécessairement d'une manière fixe. Par exemple, si l'organisme renferme du plomb, il devra obligatoirement manifester une série classique de symptômes (parmi lesquels la méningite) décrite depuis de nombreuses années dans les livres de toxicologie. Il en sera de même pour le mercure, le nickel et plus ou moins pour tout ce qui entre dans le tableau périodique des éléments de Mendeléiev, dès que l'on dépasse certaines limites quantitatives, pourtant différentes d'un individu à l'autre.

Si c'est indiscutable pour les atomes, les ions et les molécules, c'est vrai en partie seulement pour les particules, c'est-à-dire des fragments solides de matière composés d'un ou, beaucoup plus souvent, de plusieurs éléments. Il s'agit dans la majorité des cas d'alliages à l'état cristallin, car une particule est généralement formée d'un grand nombre d'atomes liés entre eux.

Les réactions chères aux toxicologues peuvent alors se produire, mais cela arrive seulement pour les éléments disposés sur la surface externe de la particule et avec des déviations notables dues à l'état

---

46. S. Montanari, *Il girone delle polveri sottili*, Macro Edizioni, Cesena 2008 ; S. Montanari, *Il pianeta impolverato*, Arianna Editrice Bologna, 2014.

47. A. M. Gatti et S. Montanari, *Nanopathology. The Health Impact of Nanoparticles*, Pan Stanford Publishing 2008 – ISBN : 9789814241007, et A. M. Gatti et S. Montanari, *Case Studies in Nanotoxicology and Particle Toxicology*, Academic Press Elsevier, 2015.

de liaison. Que la particule soit pathogène réside dans une très large mesure dans le fait d'être un corps étranger, un fait tout à fait indépendant du matériau qui constitue ce corps étranger. En voulant représenter la chose de façon simple, c'est comme si une personne était touchée par une balle en plein cœur, la mort surviendrait quelle que soit la composition de la balle. Ainsi, la question posée par les toxicologues, et quelquefois aussi par les juges qui doivent se prononcer sur des cas de dommages provenant de particules, insiste sur leur composition chimique sans se rendre compte qu'il s'agit d'un aspect mineur de la question, tandis qu'ils survolent le problème bien plus pertinent du corps étranger, souvent laissé de côté.

Chapitre 5

Qu'y a-t-il dans les vaccins ?

À la différence des vaccins primitifs des XVIIIe et XIXe siècle, et ceux beaucoup plus raffinés d'il y a quelques décennies, les vaccins d'aujourd'hui sont des produits pharmaceutiques très complexes. Nous nous limiterons à exposer ici que le principe actif est de nature protéique toxique dérivant de bactéries ou virus modifiés.

En pratique, les substances toxiques sont cultivées dans des animaux ou dans leurs organes, du cerveau du chien aux reins du singe, dans l'œuf de poulet et de canard, ou dans des tissus d'origine humaine comme les fœtus avortés, ou obtenues grâce à la manipulation génétique. Un des risques inhérent à ce type de culture est d'introduire dans le produit final des virus présents dans l'animal sous forme latente. Ces virus cohabitent pacifiquement avec l'animal qui les héberge depuis un nombre immémorial de générations, mais ils sont de potentiels inducteurs de maladies quand ils sont transférés à une espèce différente.

Les vaccins peuvent être produits par des bactéries mortes ou inactivées et par des virus qui, ne pouvant en termes rigoureux être définis comme morts car ils n'ont jamais été vivants, sont néanmoins rendus inactifs. Le processus est effectué avec l'aldéhyde formique (formaldéhyde ou méthanal ou méthylaldéhyde ou formol), une substance chimique simple qui interfère dans les liaisons entre l'ADN et les protéines. Elle a la propriété d'être cancérigène, et donc d'avoir été bannie comme conservateur, par exemple, des prothèses valvulaires cardiaques biologiques et des anciennes préparations pharmaceutiques telles le Formitrol (Italie) ou le Formamint (France) en tablettes antiseptiques pour la gorge.

Une autre possibilité de production provient des micro-organismes atténués, lesquels, ensuite, se répliquent chez l'homme comme s'il s'agissait de la véritable maladie. Il est clair qu'au moins théoriquement, celui qui est vacciné avec ce type de produit (par exemple le vaccin oral polio, celui pour la rougeole, les oreillons, la rubéole et la varicelle) devient porteur sain de la maladie. Citons sans commentaires ce qui est rapporté dans l'*Encyclopédie Treccani* : « Les vaccins vivants atténués normalement ne causent pas de maladie chez les sujets immunocompétents ; parfois néanmoins, celle-ci se manifeste même si, généralement, en forme très légère. Chez les sujets avec déficit immunitaire, le pathogène atténué peut avoir cependant une réplication incontrôlée et induire la maladie classique. En outre, il existe la possibilité qu'un micro-organisme atténué puisse retourner à sa forme d'origine et donner la maladie. »

Il existe ensuite les vaccins appelés « anatoxines », par exemples ceux relatifs à la diphtérie et au tétanos. Ces produits ne visent pas à bloquer la diffusion du *Corynebacterium diphtheriae* pour la diphtérie et du *Clostridium tetani* pour le tétanos, étant donné que ces bactéries se comportent autrement, mais ils visent à annuler l'action de leurs toxines. Dans ce cas aussi est employé le formol.

Les vaccins à « sous-unités », par exemple celui du streptocoque de la pneumonie, utilisent seulement une partie de la bactérie, généralement une protéine qui appartient à sa surface. C'est aussi le cas du vaccin acellulaire pour la coqueluche.

Il y a ensuite les vaccins de synthèse et ceux qui utilisent des technologies de l'ADN recombinant, c'est-à-dire une séquence chimique obtenue artificiellement par ingénierie génétique combinant l'ADN d'organismes divers. Cette technique se retrouve pour la production des végétaux OGM ou des hormones de synthèse, telle l'insuline commerciale.

En général et selon les processus de production, on trouve dans les vaccins des séquences d'ADN et des lipoprotéines (grosses molécules composées de graisses et de protéines particulières), comme c'est le cas pour les vaccins antipolio, des substances dont il est impossible de faire des pronostics d'innocuité individu par individu.

La vie d'étagère

Comme toutes les préparations pharmaceutiques, les vaccins aussi ont besoin d'avoir une *shelf life*, c'est-à-dire, littéralement, « une vie d'étagère », suffisamment longue. En somme, une fois produit et distribué, le vaccin doit raisonnablement durer le plus longtemps possible à la pharmacie. On y ajoute donc des agents qui rendent les vaccins stables et durables, en les protégeant de la lumière et de la chaleur. L'un d'eux, par exemple, est le glutamate monosodique, connu aussi sous le sigle MSG. Il s'agit d'un additif très usité dans les aliments (E621), qui ne jouit pas d'une bonne réputation. Nous ne sommes pas en mesure d'établir s'il est vrai qu'il a une action cancérigène sur le cerveau, le cœur, les poumons et les organes de reproduction quand il est ingéré, et nous n'avons pas de données personnelles pour juger s'il est dommageable et de combien quand il est injecté. Certes, quand on lit le livre du Dr Russel Blaylock intitulé *Excitotoxins: The Taste That Kills*[48], il en sort quelques doutes.

Un autre stabilisant est le 2-phénoxyéthanol, un conservateur largement employé dans les cosmétiques. En 2012, l'ANSM, l'Agence nationale de sécurité des médicaments, a conduit une étude dont les résultats montrent que ce produit, une fois entré dans l'organisme, est soupçonné d'être toxique pour les organes de reproduction et pour le développement. « Soupçon » ne signifie pas « certitude », mais la prudence voudrait que, au minimum, on cherche à en éviter l'usage, au moins jusqu'à éclaircissements.

La gélatine animale, c'est-à-dire du collagène[49] en partie modifié

---

48. Dr Russel Blaylock, *Excitotoxins: The Taste That Kills*, Health Press, juillet 1994.
49. Le collagène est la protéine la plus représentée dans les tissus des mammifères.

chimiquement, d'origine bovine ou porcine, est un autre stabilisant des vaccins.

D'autres additifs sont le saccharose et le lactose ; le premier est le sucre de betterave, le second celui du lait. On peut aussi trouver de l'albumine et de la glycine, des protéines d'origine humaine ou animale.

Un conservateur très discutable est le Thimérosal ou Thiomersal, chimiquement l'éthyl-mercuri-thiosalicylate de sodium. Discutable à cause de son contenu en mercure (49 %), qui est associé à l'émergence de l'autisme (Études du Pr Boyd Haley de la Kentucky University, ainsi que de scientifiques chinois en mars 2014, et aussi d'Harvard). À ce jour, toutes les administrations sanitaires mondiales excluent une quelconque responsabilité du composé en relation avec l'autisme, une pathologie, comme déjà souligné, autrefois rare mais qui a montré ces dernières années une croissance d'incidence exponentielle, tout comme l'Alzheimer. Quoi qu'il en soit, les firmes pharmaceutiques déclarent avoir éliminé le Thimérosal des composants des vaccins. Il reste le fait que ceux qui ont été vaccinés avant cette élimination pourraient en avoir subi les dommages.

Ce qui, au contraire, continue à être utilisé est l'aluminium[50], soit sous forme d'hydrate, soit sous forme de sel. Son rôle est celui d'adjuvant, c'est-à-dire de produit qui augmente la réponse immunitaire et la prolonge dans le temps. Le choix de l'adjuvant est d'une extrême importance, car des adjuvants différents produisent des réponses différentes du système immunitaire. Que l'aluminium ne soit pas particulièrement salubre est un fait plus que notoire, surtout aux dépens du système nerveux. Il est vrai que la quantité d'aluminium des vaccins est plutôt réduite (même si quelque

---

50. Sous forme Al+++, c'est 945 µg, soit 0,945 mg d'aluminium qui sont administrés avec la double injection Infanrix Hexa / Prévenar alors que le seuil limite pour les solutés à perfuser est de 25 µg / litre et de 10 µg / litre pour la dialyse. À noter que l'aluminium a été retiré d'un très grand nombre de vaccins vétérinaires, accusé d'entraîner des fibrosarcomes (cancers), notamment chez les félins. On le trouve pourtant dans les vaccins infantiles.

toxicologue pourrait ne pas être d'accord), mais, s'il atteint le cerveau, il n'est pas possible d'exclure des effets collatéraux tels que troubles du sommeil, instabilité émotive, difficulté de mémoire, mal de tête, troubles du langage et défaillance intellectuelle en général. D'ailleurs, les travaux des Prs Romain Gherardi[51] et Jérôme Authier (Hôpital H. Mondor de Créteil et Inserm) ont démontré qu'après injection, cet aluminium passait dans les ganglions lymphatiques, puis dans la rate pour venir s'accumuler dans le cerveau. Ils suivent bon nombre des quelque huit cents malades en France atteints de myofasciite à macrophages due à cet aluminium et caractérisée par de la fatigue, des douleurs musculo-articulaires chroniques et invalidantes, et des troubles neuro-cognitifs. Leur association E3M réclame le retour à des vaccins sans aluminium, que la ministre de la Santé Marisol Touraine avait promis dans un courrier d'avril 2012, juste avant sa nomination... Il est vrai que le phosphate de calcium, composant naturel de l'os, utilisé auparavant dans les vaccins IPAD de l'Institut Pasteur, le remplacerait avantageusement.

N.B. La norme sanitaire pour l'eau du robinet indique un seuil maximum d'aluminium de 200 µg par litre. En octobre 1998, une équipe de l'Inserm de Bordeaux sous la direction de Jean-François Dartigues[52], professeur en santé publique de l'université et neurologue au centre hospitalier, démontre un risque doublé de maladie d'Alzheimer à partir d'une concentration de 100 µg/litre. Son étude publiée dans *France Soir* entraîne la riposte immédiate du ministre de la Santé, Bernard Kouchner réclamant alors la modération immédiate du propos, que le professeur s'empresse d'exécuter sur TF1 – pouvait-il mettre en danger l'octroi des crédits

---

51. *Toxic Story – Deux ou trois vérités embarrassantes sur les vaccins et leurs adjuvants,* Romain Gherardi, Actes Sud, octobre 2016.
52. www.youtube.com/watch?v=eKED1crdLxg (extrait reportage France 3, 2 mars 2012).

à son laboratoire de recherche ?[53] Cependant, l'AFSSA diligente en 2000 une enquête nationale dont les résultats sont effarants : seize millions de Français boivent de l'eau aluminique, dont quatre millions dépassent la norme de 200 µg. Cette neurotoxicité a aussi été confirmée par les Prs Guy Berthon et André Picot du CNRS, l'aluminium utilisé pour la floculation de l'eau n'ayant rien à faire dans l'eau du robinet, comme c'est le cas à Paris.

Un autre adjuvant présent dans les vaccins anti-grippe est une substance appelée MF59, une émulsion de squalène dans l'eau. On trouve aussi 10,69 mg de squalène dans l'adjuvant AS03 du vaccin anti-grippal Pandemrix H1N1 (en sus des 5 µg de Thiomersal), responsable de milliers de narcolepsies en Europe. Le squalène est une graisse produite par les organismes dits « supérieurs », être humain compris. Il est fondamental pour le métabolisme de la vitamine D, et se trouve dans de nombreux tissus, par exemple dans la peau comme constituant du sébum. Il est un précurseur du cholestérol, une substance taxée de mauvaise réputation malgré son indispensabilité, puisque des hormones essentielles comme la testostérone et la progestérone, entre autres, en sont issues. Le squalène est un composé très débattu, car certains affirment qu'il est responsable de maladies auto-immunes[54] lorsqu'il est en excès, et que les vaccins qui en contiennent induisent l'organisme à produire des anticorps pour l'affronter en attaquant les cellules saines jusqu'à les détruire.

Nous ajoutons que ce squalène a été interdit aux États-Unis en tant que composant de vaccins.

---

53. Cf. notamment le reportage de France 3, *Du poison dans l'eau du robinet*, un film de Sophie Le Gall, www.youtube.com/watch?v=grMbMi_t5n8.
54. Il est rapporté dans nombre de publications que les vaccins sont responsables de maladies auto-immunes. Consulter, par exemple, Molina et Schoenfeld, *Infection, Vaccines and Other Environmental Triggers of Autoimmunity, Autoimmunity*, mars 2004 ; et Harwitz et al., *Effects of DTP and Tetanus Vaccination on Allergies and Allergy-related Symptoms Among Children and Adolescents, Journal of Manipulative and Physiological Therapeutics*, vol. 3, février 2000, n° 2, p. 81-90.

Vous prendrez bien un peu d'antibiotiques

Pour prévenir la prolifération des bactéries aussi bien en phase de production qu'en phase de conservation, il est d'usage d'ajouter des antibiotiques, parmi lesquels la néomycine, un produit déconseillé pour les nouveau-nés. Sont également utilisées la gentamycine et la polymyxine B, ainsi que la streptomycine, médicament à utiliser chez les enfants uniquement si l'on ne peut pas faire autrement.

Il est nécessaire aussi de savoir que lorsqu'un composant est présent en quantité inférieure à un seuil déterminé, le producteur peut légalement éviter de le cataloguer parmi les ingrédients[55] du vaccin. Il est évident que cela enlève la possibilité au médecin de se rendre compte s'il est en train d'administrer des substances qui pourraient rendre le receveur allergique ou sensible, à condition que cette allergie ou sensibilité soit connue.

Il est tout aussi évident qu'il ne sera pratiquement jamais possible de savoir ce qu'on est vraiment en train d'exécuter quand on vaccine un nouveau-né, étant donné qu'il s'est vraisemblablement nourri uniquement de lait et n'a pu être en contact au préalable avec les composants variés du vaccin. Pour l'exemple, il est difficile d'établir si un bébé est allergique aux protéines contenues dans l'œuf, qui sont pourtant présentes dans divers vaccins.

Du glyphosate dans des vaccins aux États-Unis

Wikistrike traduit et publie le 22 octobre 2016 un article[56] du site nord-américain EcoWatch, dont voici un extrait :

---

55. Il en est ainsi des traces de mercure décelées dans seize vaccins courants par le Laboratoire de médecine environnementale de Hersbruck en Allemagne le 30/01/17 : les antigrippes Influvac 2016/17 (10,46 µg/l) et Afluria (9,15 µg/l), Hexyon hexavalent (8 µg/l) ; les treize autres < 5 µg/l : Bexsero, Neisvac, Menjugate, Menveo, Rotarix, Rotateq, Cervarix, Gardasil et Gardasil 9, Tetanol Pur, antitétanique Mérieux, Prévenar 13, Synflorix. La norme tolérée en mercure pour l'eau du robinet est de 1 µg/l, en retenant qu'hormis Rotarix et Rotateq (oraux), tous ces vaccins sont injectables.
56. *Du glyphosate dans les vaccins de la petite enfance*, Wikistrike. Article original : *Glyphosate Found in Childhood Vaccines*, Zen Honeycutt, EcoWatch, 10/09/2016.

« L'affirmation sans cesse répétée que les vaccins sont parfaitement sûrs est en train de se désintégrer après que des tests ont montré que de nombreux vaccins pour la petite enfance contiennent du glyphosate chimique cancérogène.

Le glyphosate, l'ingrédient actif de l'herbicide phare Round Up de Monsanto, ainsi que des centaines d'autres herbicides, a été retrouvé dans les vaccins. »

Les analyses ont été effectuées par Microbe Inotech Laboratories Inc. de St Louis, Missouri, à la demande du mouvement Moms Across America. Elles ont révélé du glyphosate dans cinq vaccins, principalement le ROR/MMR II (Merck), avec 2,671 parties par milliards (ppb), soit huit à vingt-cinq fois la dose des quatre autres vaccins.

L'article ajoute : « Après nos tests, des analyses indépendantes ont confirmé nos chiffres, à des niveaux identiques ou supérieurs. » Une scientifique du MIT, le Dr Stéphanie Seneff, précise :

« Le glyphosate pourrait facilement être trouvé dans les vaccins suite au fait que certains virus de vaccins, y compris celui de la rougeole dans le vaccin ROR, ainsi que dans le vaccin contre la grippe sont cultivés sur de la gélatine dérivée de peaux de porcs qui reçoivent une alimentation OGM contenant d'importantes doses de glyphosate. [...] Dans l'alimentation du bétail, l'EPA[57] autorise jusqu'à 400 ppm de résidus de glyphosate, soit des taux de milliers de fois plus élevés que ceux qui peuvent causer des dommages, selon de nombreuses études. »

Rappelons que ce vaccin contient aussi 14,5 mg de sorbitol, de la néomycine, de l'albumine, du glutamate de sodium et du rouge de phénol, des excipients peu réjouissants...

Ce constat mériterait un peu plus d'approfondissement de la part des autorités, sachant que les études pré-cliniques d'innocuité n'ont pas été conduites pour ce vaccin.

---

57. EPA : U.S. Environmental Protection Agency.

Pourquoi avons-nous analysé les vaccins ?

Ce fut par pur hasard que nous commençâmes à nous intéresser aux vaccins il y a désormais une bonne douzaine d'années. Nous fûmes contactés par l'université allemande de Mayence afin de contrôler avec nos techniques de microscopie électronique la tuméfaction qui se formait chez certains sujets au point d'injection, au bras en l'occurrence.

Ce fut avec une certaine surprise que nous trouvâmes dans ces tissus biologiques des particules solides et inorganiques, et avec une surprise plus grande encore que nous trouvâmes les mêmes particules, à base d'aluminium, dans l'échantillon de vaccin. Il s'agissait d'un vaccin anti-allergique produit par Allergopharma (Allemagne, Cod.CH.-B30005999-B), une société du Groupe Merck.

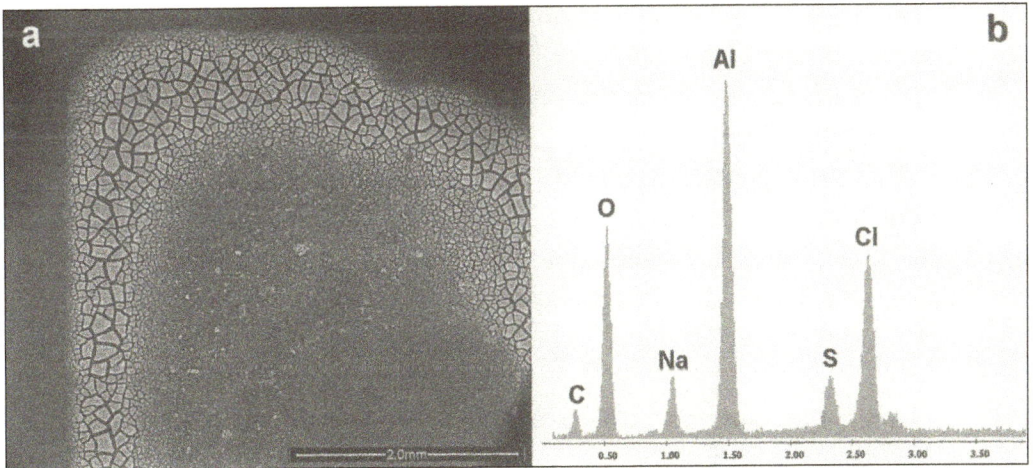

Fig. 4 – Couche d'aluminium présente dans une goutte du vaccin analysé pour l'université de Mayence.

Au premier abord, il nous parut impossible qu'un vaccin, médicament que nous avions été habitués à considérer avec un respect quasi-religieux, pouvait être pollué d'une manière aussi grossière. Les lieux de production des préparations injectables sont plus que sophistiqués et les appareillages utilisés le sont tout autant. Les contrôles, ensuite, ne pouvaient qu'être d'une sévérité absolue. Pourtant, nous devions nous rendre à l'évidence : ces produits étaient pollués.

De plus, les caractéristiques des particules nous indiquaient une possible attaque de la part de macrophages[58] et la formation successive d'un granulome de corps étranger, une réaction biologique amplement décrite dans n'importe quel texte de pathologie.

Nous reçûmes ensuite dans notre laboratoire la collaboration d'une doctorante de l'université de Parme, afin de préparer sa thèse. Le sujet choisi concernait les nouvelles techniques d'investigation au moyen de la microscopie électronique, en particulier les observations de fluides, impossibles généralement avec les techniques habituelles de microscopie électronique. Plus spécialement, au vu des résultats obtenus avec les échantillons arrivés d'Allemagne, nous nous orientâmes vers les vaccins pour vérifier leur pureté et mettre en évidence la présence possible de poussières micro- et nano-dimensionnées.

Ainsi, nous analysâmes avec elle divers échantillons dans lesquels nous trouvâmes des particules polluantes de plus ou moins grande taille. La première question qui nous interpela alors, répétant celles que nous nous étions déjà posées : d'où viennent ces substances ? Nous en parlâmes avec quelques responsables de sociétés

---

58. Les macrophages sont des cellules qui jouent un rôle important dans les réponses immunitaires. Leur fonction principale est la capacité d'englober dans leur intérieur des particules étrangères, y compris les micro-organismes, et de les détruire. Ils ne réussissent pas, cependant, à détruire les particules non biodégradables dont nous nous occupons.

productrices de vaccins et la réaction fut la négation de la découverte, du moment où le processus industriel était validé et que, n'importe comment, aucune norme n'imposait de contrôle pour ce type de présence. En fait, une réaction en partie ingénue et en partie cynique.

Nous nous demandions aussi quels effets sur l'organisme pouvaient avoir ces particules. Notre expérience déjà riche de quelques milliers de cas nous indiquait qu'elles pouvaient attaquer l'organisme de nombreuses façons différentes, mais, si ce n'est dans la totalité des cas, du moins dans la très grande majorité, il faut une quantité certaine de poussières pour produire des effets cliniquement évidents. Cela ne pouvait être le cas des vaccins, puisqu'il s'agit de volumes plutôt faibles de médicament, des volumes qui, par la force des choses, ne peuvent contenir plus d'une certaine quantité de particules. D'un autre côté, nous commencions à recevoir des messages, des appels téléphoniques et des visites de parents qui rapportaient tous, avec des différences vraiment minimes quand elles existaient, le même vécu : il était administré un vaccin à l'enfant, généralement un nouveau-né ou au maximum âgé de deux ou trois ans et, de vif et réactif qu'il était, en l'espace de quelques heures, il se transformait en un être incapable de répondre à un grand nombre de stimuli. Et, par la suite, diverses personnes nous rapportèrent un diagnostic d'autisme pour leur(s) enfant(s).

Chapitre 7

Qu'avons-nous trouvé dans les vaccins ?

Au moment où nous écrivons ces lignes, nous avons analysé trente vaccins, dont vingt-neuf à usage humain et un à usage vétérinaire. Dans plusieurs cas, il s'est agi d'un seul échantillon. Dans d'autres, ils étaient plus nombreux. Pour un cas particulier, nous avons analysé le même vaccin à distance de quatre à sept ans. Nous n'avons donc pas réalisé des examens sur des lots entiers, mais notre objectif se proposait seulement de sonder une situation.

Un de ces vaccins, le Méningitec, vaccin contre la souche C de la méningite à méningocoque (et absolument rien d'autre) a été analysé sur plusieurs échantillons. Ceux-ci appartenaient à deux générations diverses, une retirée du marché parce qu'elle avait montré un changement insolite de couleur et une autre relative à ce qui avait été remis sur le marché.

Le vaccin anti-grippe Vaxigrip a été analysé trois fois en sept ans sur des échantillons appartenant à des lots différents.

Images et spectres EDS
Dans cette partie du livre, nous montrons quelques-unes des photographies réalisées au microscope électronique sur des échantillons de vaccins. Associés à ces images, nous reportons aussi les spectres EDS qui montrent l'analyse chimique, élément par élément, des constituants des particules trouvées dans cette image spécifique.

En simplifiant beaucoup, la micro-analyse EDS (Energy Dispersion Analysis) consiste à tirer un très fin rayon d'électrons contre le point visible de l'image de microscopie électronique dont on veut connaître la composition. Ces électrons vont déplacer de sa position un électron de l'atome touché et la place de cet électron va être prise par un autre électron appartenant au même atome. Ce processus produit de l'énergie enregistrée par l'appareil sous forme de pics. Chaque élément chimique émet de l'énergie dans un mode qui lui est propre, produisant quelques pics caractéristiques. C'est ainsi que l'on détermine la présence d'un élément particulier. À noter que l'énergie caractéristique d'un élément produit en général plusieurs pics, ce qui le rend inimitable.

Il est important de ne pas tomber dans l'erreur en observant les images de microscopie électronique : la superficie de l'échantillon qui apparaît dans la photographie est infime et peut même révéler la présence d'une seule particule. Mais l'échantillon entier contient de toute façon un nombre énorme de grains de poussière, évalué de l'ordre de plusieurs milliards. Nous soulignons le fait que nous reportons ici seulement une petite partie des variétés de particules individualisées dans les divers échantillons.

À chaque fois, nous avons travaillé sous une hotte à flux laminaire[59] et sur 35 microlitres[60] de vaccin, en les prélevant directement de l'ampoule et en les déposant sur un filtre de cellulose. Le filtre a ensuite été déposé sur un disque bi-adhésif de carbone posé sur un support d'aluminium (« stub » en terme technique). De cette façon, en travaillant sur une couche de carbone, le signal caractéristique de l'aluminium du stub n'interfère pas avec les analyses EDS dont nous avons parlé précédemment.

Dans tous les vaccins, nous avons observé de façon plus ou moins importante des corps étrangers qui n'appartiennent pas et ne devraient pas appartenir à la composition vaccinale. Dans un seul, le Féligen, un vaccin pour la prévention chez les chats de la

---

59. Il s'agit d'une hotte où entre de l'air filtré, qui est ensuite immédiatement aspiré. Elle est conçue de façon à pouvoir travailler à l'intérieur, sans contaminations externes.
60. Un microlitre est la millionième partie d'un litre.

panleucopénie[61], de la rhino-trachéite féline[62] et des infections à *Calicivirus*[63], nous n'avons trouvé aucun corps étranger.

En général, le « particulaire » apparaissait comme une simple particule ou comme un agrégat de particules aux dimensions variant d'une centaine de nanomètres jusqu'à près de dix microns. Dans quelques cas, se présentaient de vastes zones de cristaux d'aluminium. L'explication est simple : l'hydroxyde d'aluminium était ajouté au vaccin en tant qu'adjuvant, il s'évaporait au moment de l'absorption sur le filtre en laissant un tapis de cristaux. Il doit être précisé qu'en plus d'une occasion, l'aluminium n'a pas été trouvé dans cet état mais sous forme de composant des particules. Dans plusieurs cas, comme déjà évoqué, les particules étaient agrégées et accolées ensemble par des composés organiques qui servaient de liant. Comment des agrégats de ce genre peuvent interagir avec le sang et avec l'organisme en général, nous ne le savons pas, ni comment ces formations agissent sur l'efficacité du vaccin ? Ce que nous pouvons affirmer, c'est qu'il n'existe aucune étude qui concerne leur biocompatibilité.

Le Pr Fathi Moussa[64] soulève la même problématique : il a découvert récemment la présence anormale de nanotubes de carbone dans les tissus pulmonaires de soixante-neuf enfants asthmatiques âgés de deux à dix-sept ans, nanotubes provenant de la pollution de l'air par les gaz d'échappement des voitures. Ses travaux sont actuellement bloqués, faute de crédits de recherche pourtant modestes, mais sans doute aussi faute de volonté des autorités politiques. Il est possible également que la pression des lobbies industriels ne pousse pas dans cette direction. Les intérêts

---

61. La panleucopénie est une forme virale de gastro-entérite.
62. La rhino-trachéite féline est une maladie virale des voies respiratoires supérieures.
63. Le *Calicivirus* provoque des infections de la cavité buccale et des voies respiratoires supérieures.
64. Le Pr Fathi Moussa est directeur du Letiam, Département Chimie de l'IUT d'Orsay (91).

financiers et les emplois passeraient-ils avant ceux de la santé publique ?

D'autant plus que s'en mêlent des grands noms de la médecine, tel le Pr Michel Aubier, star de la pneumologie française qui minore dans ses prises de position académiques les effets de cette pollution et du diesel alors qu'il est en liens d'intérêt avec le groupe Total Fina Elf depuis vingt ans (+100 K€/an + des stock-options + véhicule, pour neuf demi-journées/mois), liens qu'il avait cachés à la Commission d'enquête sénatoriale d'avril 2015 sur la pollution de l'air. Il a été condamné le 5 juillet 2017 par la 31e Chambre correctionnelle du TGI de Paris à six mois de prison avec sursis et 50 000 euros d'amende, soit 2,5 mois de revenus. Il a fait appel de cette décision.

Ci-joint le tableau des vaccins analysés.

(N.B. Toutes les photographies effectuées au microscope électronique sont en noir et blanc, car elles n'utilisent pas la lumière mais des électrons).

Nom	Laboratoire	Description	N° de lot
Vivotif Berna	Berna Biotech SA	Vaccin vivant typhoïde souche Ty21a	3000336
Typhim Vi	Aventis Past. MSD Lyon - France	Vaccin pour Salmonella tiphi	U1510-2
Mencevax ACWY	GlaxoSmithKline	Vaccin pour Neisseria meningitidis A, C, W135, Y	N402A47B Ech 12/2004
Anatetall	Chiron	Vaccin tétanique adsorbé	30106 Ech 03/2006
Morupar	Chiron	Vaccin pour rougeole, oreillons, rubéole	7601 Ech 04/2005
Allergoid Adsorbat6	Allergopharma Allemagne	Vaccin Allergoid-Adsorbat6-Graser Starke B	Ch.- B:30005999-B
Inflexal V	Berna Biotech Sarl	Vaccin antigrippe saison 2008/2009	3001463-01 Ech 06/2009
Vaxigrip	Sanofi Past. MSD	Vaccin antigrippe saison 2008/2009	D9703-1 Ech 06/2009
Vaxigrip	Sanofi Past. MSD	Vaccin antigrippe saison 2012/2013	J8401-1 Ech 07/2013
Vaxigrip	Sanofi Past. MSD	Vaccin antigrippe saison 2015/2016	M7319-1 Ech 06/2016
Anatetall	Novartis Vaccines & Diagnostics Sarl	Vaccin tétanique adsorbé (anatoxine tétanique)	60510 Ech 02/2009
Tetabulin	Baxter AG	Vaccin tétanique, suspension injectable	VNG2G006A Ech 02/2010
Infanrix trivalent	GlaxoSmithKline	Vaccin pour diphtérie, tétanos, coqueluche	AC14B071AJ Ech 03/2010
Stamaril Pasteur	Sanofi Past. MSD	Vaccin pour la fièvre jaune	A5329-6 Ech 03/2009
Typherix	GlaxoSmithKline	Vaccin antityphique de polysaccharides Vi	ATYPB061BB Ech 08/2009
Priorix	GlaxoSmithKline	Vaccin pour rougeole, oreillons, rubéole	A69CB550A Ech 11/2009
Engerix-B	GlaxoSmithKline	Vaccin recombinant de l'hépatite B adsorbé	AHBVB468BD Ech 01/2010
Varilrix	GlaxoSmithKline	Vaccin varicelle vivant atténué souche OKA	A70CA567A Ech 02/2009
Dif-Tet-All	Novartis Vaccines & Diagnostics Sarl	Vaccin diphtérique et tétanique adsorbé	70501 Ech 01/2010
Menjugate kit	Novartis Vaccines & Diagnostics Sarl	Vaccin méningococcique groupe C	YA0163AB Ech 12/2010
Focetria	Novartis Vaccines & Diagnostics Sarl	Vaccin antigrippe A porcine 2009/2010	902401 Ech 08/2010
Gardasil	Sanofi Past. MSD	Vaccin pour papillomavirus type 6, 11, 16, 18	NP01250 Ech 02/2012
Agrippal	Novartis	Vaccin antigripal saison 2012/2013	127002A Ech 06/2013
Prevenar 13	Pfizer	Vaccin antipneumococcique	G79324 Ech 03/2015
Fluarix	GlaxoSmithKline	Vaccin antigrippe saison 2013/2014	AFLUA789AA Ech 06/2014

Nom	Laboratoire	Descriprion	N° de lot
Agrippal S1	Novartis Vaccines & Diagnostics Sarl	Vaccin antigrippe inactivé-antigène de surface	147302A Ech 05/2015
Meningitec	Pfizer	Vaccin méningococcique groupe C- Ech02/2015	H92709
Meningitec	Pfizer	Vaccin méningococcique groupe C- Ech 11/2014	H20500
Meningitec	Pfizer	Vaccin méningococcique groupe C- Ech 09/2014	G76673
Meningitec	Pfizer	Vaccin méningococcique groupe C- Ech 06/2015	H99459
Meningitec	Pfizer	Vaccin méningococcique groupe C- Ech 06/2015	H52269
Menveo	Novartis Vaccines & Diagnostics Sarl	Vaccin méningococcique groupes A, C, W135, Y	M15083 Ech 06/2017
Infanrix Hexa	GlaxoSmithKline	Vaccin pour diphtérie, tétanos, coqueluche, polio, haemophilus influenzae b, hépatite B	A21CC421A Ech 04/2017
Feligen CRP	Virbac SA Carros - France	Vaccin vétérinaire pour chat pour prévention panleucopénie, rhinotrachéite, calicivirus	3R4R Ech 11/2013

Focetria

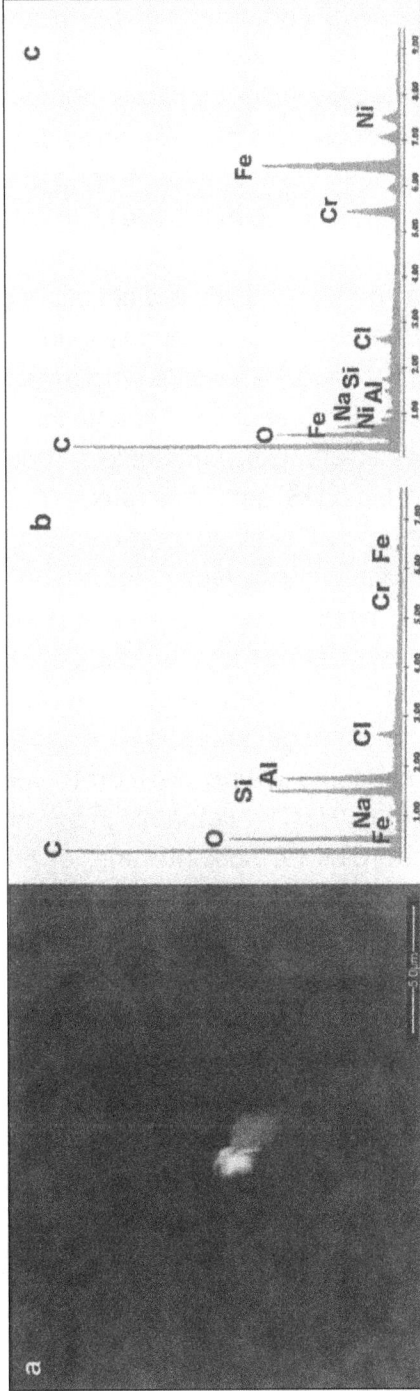

Fig. 5 – Particules dans un échantillon de vaccin contre la grippe H1N1, le Focetria.

Dans l'échantillon de Focetria[65] ont été trouvées, entre autres, des particules contenant du silicium, de l'aluminium, du sodium, du chlore, du fer, du chrome et du nickel. Toutes les particules sont toxiques. Mais il faut considérer les éléments présents à leur surface qui sont directement en contact avec le sang et les divers tissus de l'organisme, avec une toxicité maximale pour l'arsenic, le cadmium, le mercure et le plomb.

L'élément le plus fort de leur toxicité vient cependant du fait qu'elles sont des corps étrangers, indépendamment des éléments chimiques qui les composent, contre lesquels le corps réagit par une réaction inflammatoire pour s'en défendre. La triplette fer, chrome et nickel est caractéristique des aciers. L'oxygène et le carbone qui apparaissent dans les graphiques EDS sont dus aux substances organiques présentes dans le produit, et au support en carbone du stub.

Le producteur indique que le vaccin doit être injecté généralement en une dose (qui devrait être suffisante), et pour les enfants d'âge compris entre six mois et huit ans, en deux doses à au moins trois semaines d'intervalle, tout comme pour les plus de soixante ans.

Quant à l'expérimentation, alors qu'il était déjà commercialisé (!), le produit a été testé à titre de « prototype » contenant une souche différente (A/H5N1 Vietnam) chez 661 adultes sains, dont 251 sujets de plus de soixante ans, et chez 720 enfants et adolescents sains d'âge compris entre six mois et dix-sept ans. La formulation entrée dans le commerce incluait une expérimentation chez 132 sujets adultes d'âge compris entre dix-huit et soixante ans. Il est objectivement impossible d'émettre le moindre avis ni sur l'efficacité ni sur les risques éventuels face à des expérimentations de ce genre, mais le Focetria obtint l'autorisation de vente pour « circonstances exceptionnelles » devant l'alarme lancée le 11 juin 2009 par l'Organisation mondiale de la santé pour la pandémie H1N1, une pandémie qui ne s'est jamais manifestée.

---

65. www.asl.ri.it/cittadino/influenza/doc/Foglio%20Illustrativo%20Focetria%20Mod.%202.PAND.pdf

Typherix

Le Typherix est un vaccin antityphique à injecter par voie intramusculaire. La liste officielle des excipients[66] comprend du dihydrate de phosphate de sodium, du dihydrate de phosphate disodique, du chlorure de sodium, du phénol et de l'eau pour préparations injectables. Nous y trouvons la présence effective, pourtant déclarée nulle part, de particules faites, d'une part, de zinc, aluminium, silicium, phosphore, chlore, calcium et titane, et, d'autre part, de sodium, aluminium, tungstène, soufre, chlore, calcium, titane et fer.

Comme pour tous les vaccins, le producteur avertit qu'il ne doit pas être administré aux sujets allergiques à un ou plusieurs composants. Ainsi que déjà souligné par ailleurs, comment est-il possible d'anticiper des réactions allergiques à des particules non reportées dans la composition ? La dimension nanométrique des particules constituant l'agglomérat les rend, de plus, particulièrement pénétrantes (cf. page suivante).

---

66. ca.gsk.com/media/673269/typherix.pdf.

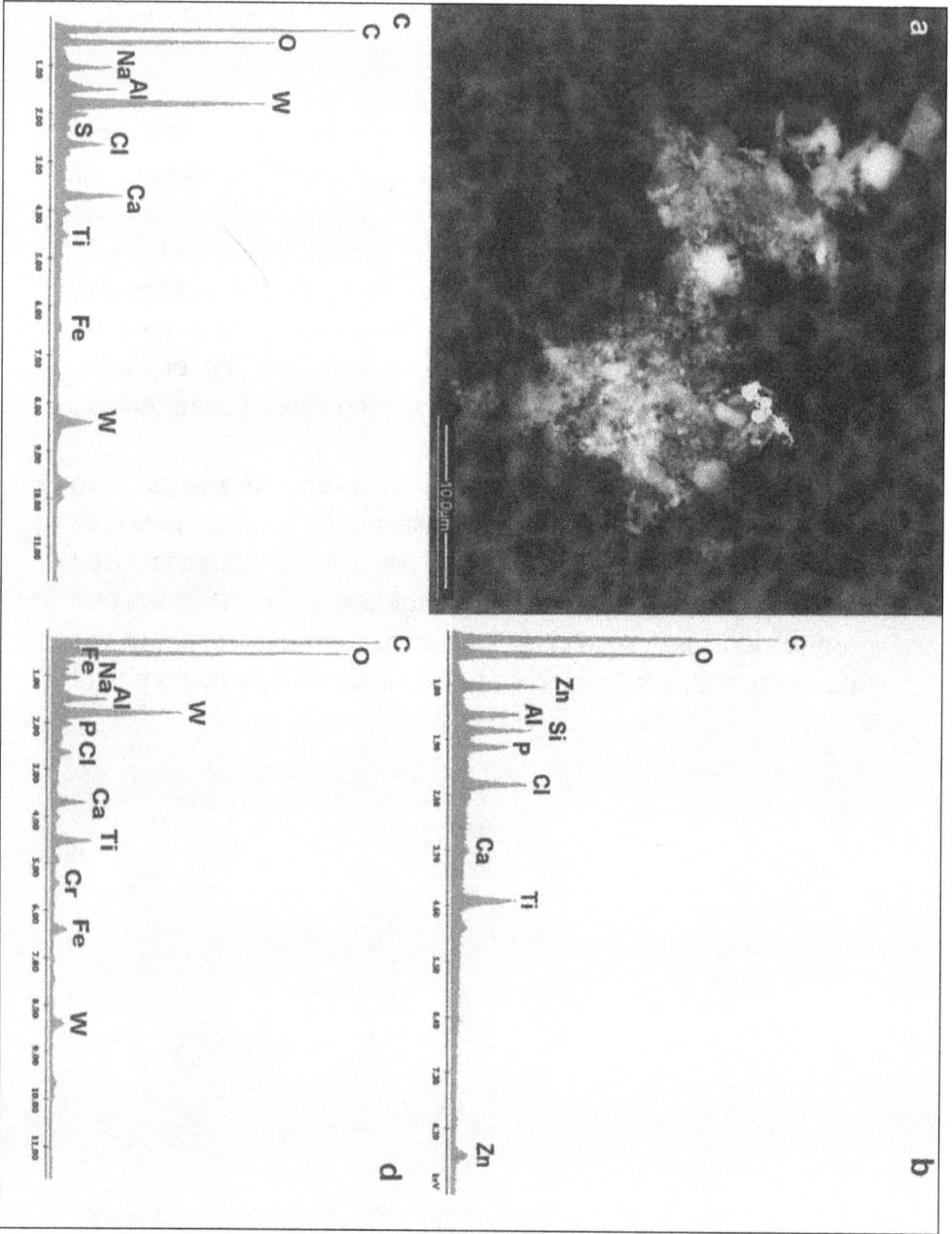

Fig. 6 – Agglomérat de nanoparticules dans un échantillon de
Typherix et spectres EDS correspondants.

Typhim

Comme le Typherix, le Typhim est un vaccin antityphique par voie intramusculaire. Dans sa fiche technique, on remarquera :« Comme pour d'autres vaccins, la vaccination avec Typhim Vi peut ne pas protéger complètement les sujets vaccinés »[67], un avertissement clair mais qui n'est jamais retransmis à celui qui reçoit la vaccination. Au contraire, il arrive souvent que cette évidence soit niée par celui qui s'occupe institutionnellement de vaccins. Poursuivant la lecture, on tombe sur « comme pour tous les vaccins polysaccharidiques[68], la réponse en anticorps peut se montrer insuffisante chez les enfants de moins de deux ans ». Là aussi, nous sommes devant un concept qui devrait être connu de tous les médecins et de chaque opérateur sanitaire, pourtant l'information est constamment tue. Il nous est impossible de ne pas souligner que les producteurs, au moins quand ils doivent rédiger la notice d'emploi dans l'emballage, se comportent de manière fondamentalement plus honnête que ne l'affichent en général les positions institutionnelles.

Que l'on mentionne une fois pour toutes l'avertissement « Avant d'injecter un quelconque médicament biologique, la personne responsable de l'acte doit prendre toutes les précautions connues pour la prévention de réactions allergiques ou d'autre nature », en soulignant l'impossibilité pratique de se comporter ainsi.

On pourrait aussi ajouter : « Avant d'administrer une dose de Typhim Vi, les parents ou le tuteur du sujet ou le sujet lui-même, doivent être interrogés sur son histoire personnelle et familiale, l'historique de son état de santé ainsi que celui de son immunisation, son état actuel de santé et les effets secondaires éventuels consécutifs aux précédentes vaccinations. Chez les sujets qui ont

---

67. www.torinomedica.it/farmaci/schedetecniche/Typhim.
asp#axzz47tAZIkYw(§04.4)
68. Du point de vue de l'efficacité, les vaccins polysaccharidiques ont une durée moindre que les vaccins conjugués.

un passé d'effets collatéraux graves ou sévères, survenus dans les quarante-huit heures d'une précédente injection avec un vaccin renfermant des composants semblables, la vaccination doit être attentivement évaluée. »

En ce qui concerne les particules agglomérées en énorme quantité et de très petites dimensions, leur constitution a montré une prévalence de plomb et la présence de fer, magnésium, sodium, aluminium, silicium, phosphore, chlore, calcium, titane et chrome.

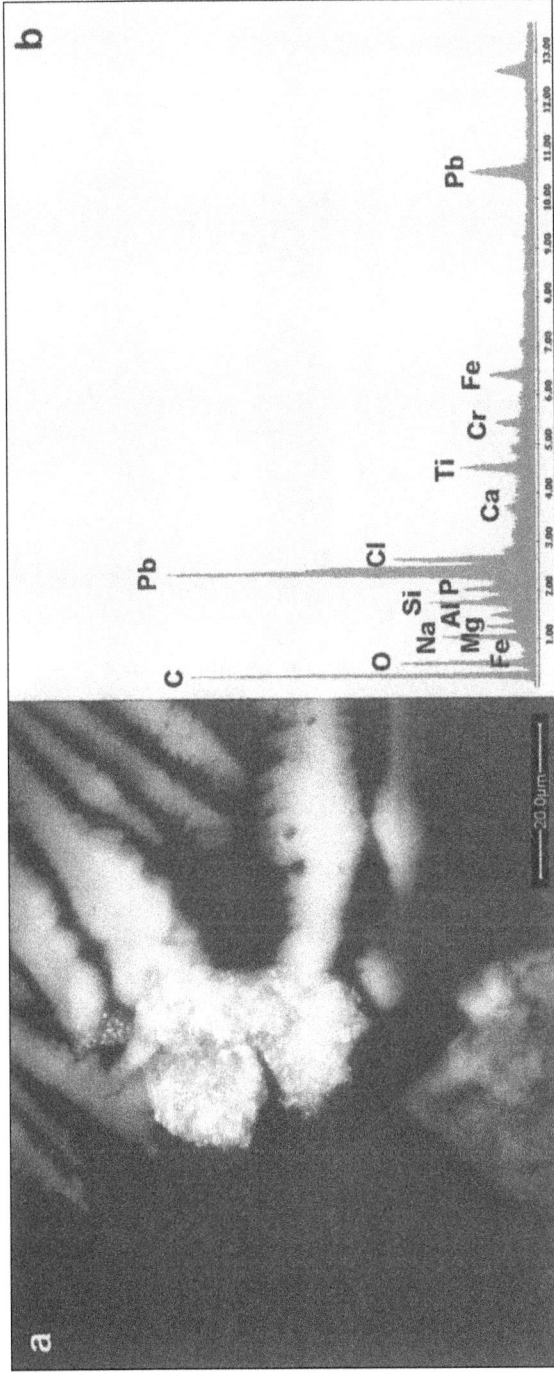

Fig. 7 – Agglomérat de très fines particules relevées dans l'échantillon de Typhim.

Mencevax ACWY (= Nimenrix aujourd'hui)

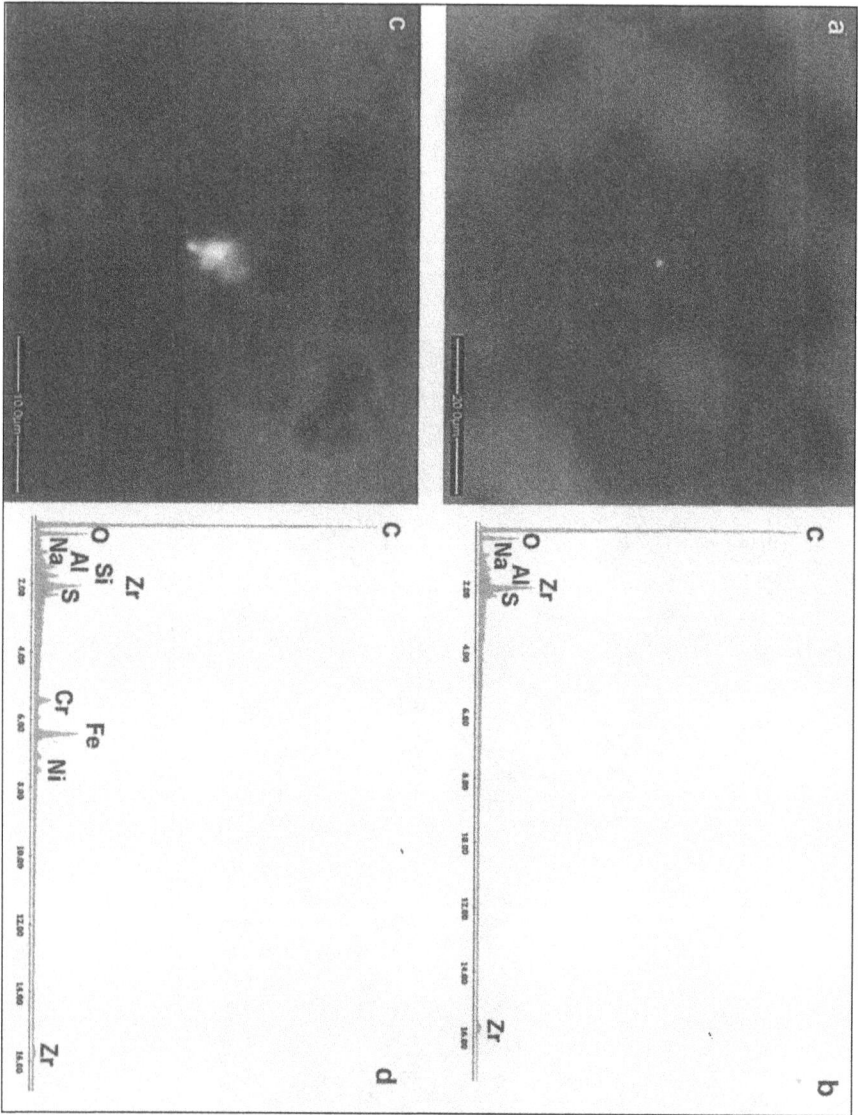

Fig. 8 – Particules découvertes dans l'échantillon examiné du vaccin Mencevax ACWY contre la méningite des méningocoques des groupes A, C, W135 et Y.

L'échantillon de vaccin Mencevax ACWY – pour immuniser contre quatre des treize souches de méningocoques – a présenté une pollution de matériau particulaire, étranger à la composition déclarée du produit. La particule visible de l'image « a » était constituée de sodium, aluminium, zirconium et soufre, tandis que l'agglomérat de particules de l'image « c » contenait sodium, aluminium, silicium, zirconium, soufre et la triplette fer-chrome-nickel typique des aciers inoxydables.

Le Mencevax s'administre par voie sous-cutanée à renouveler (au moins sur le conseil du fabricant) après trois à cinq ans pour maintenir une immunité éventuellement acquise. Puisqu'une réaction anaphylactique[69] ne peut être exclue, il est indiqué que doit être disponible une ampoule d'adrénaline à injecter éventuellement en cas de nécessité[70]. Il pouvait paraître curieux que le producteur conseille une revaccination après trois à cinq ans quand est écrit dans la *Note d'information importante en accord avec les autorités de régulation européennes et l'Agence Italienne du Médicament* (AIFA) du 15 avril 2014 : « Les preuves des études disponibles montrent un déclin du titre d'anticorps suite à l'injection du Mencevax ACWY dans les un à deux ans de la vaccination. »

Et plus loin : « Les nouvelles données indiquent que, parmi les individus d'âge compris entre onze et cinquante-cinq ans ayant été vaccinés deux années auparavant avec Mencevax ACWY, l'immunité aux sérogroupes W135 et Y persiste respectivement à 24 % et 44 % des cas. » À 24 %, que reste-t-il de la protection ? Naturellement, il n'y a rien d'inattendu dans la déclaration, mais il est bon de savoir que des contradictions tout à fait analogues sont communes pour n'importe quel vaccin.

---

69. L'anaphylaxie est une réaction allergique très violente qui peut conduire jusqu'à la mort.
70. www.lnf.infn.it/~dmaselli/bugiardini/MENCEVAX%20ACWY.htm

Le Mencevax ACWY a été substitué récemment par le Nimenrix ACWY (AMM[71] du 28 juillet 2015), administré en une seule dose à partir d'un an, par voie intra-musculaire dans le muscle deltoïde ou dans la partie antéro-latérale de la cuisse pour les nourrissons et avec toujours les mêmes risques. Il est à remarquer que la voie sous-cutanée ou intra-dermo constitue désormais une contre-indication formelle. On remarquera aussi que les doses de polyosides de chaque groupe de *Neisseria meningitidis* A, C, W135 et Y sont passées de 50 µg à 5 µg, soit dix fois moins, avec toujours la présence de l'excipient Trométamol, stabilisateur du ph, contre-indiqué chez les moins de six ans et les insuffisants rénaux. Il était aussi présent dans le vaccin hexavalent Hexavac Sanofi retiré du marché par l'Agence européenne des médicaments le 16 septembre 2005.

C'est avec le Nimenrix que l'ARS Bourgogne décide le 4 janvier 2017 jusqu'à fin février, sous la tutelle de la ministre, une vaccination de masse sur le campus universitaire de Dijon (30 000 personnes) après les trois cas sporadiques de méningite à W135, dont un décès en octobre 2016, et un autre en décembre en Belgique d'un étudiant rentré chez lui. On peut s'interroger sur les motivations d'une telle campagne déclenchée au seuil de 10 pour 100 000 (3 cas sur 30 000) alors que 13 894 personnes ont été vaccinées au total, soit 46 % du campus, sans compter que Dijon a une population de 152 000 habitants. On ne parle donc plus des 95 % de couverture vaccinale obligatoire pour obtenir un résultat ?

Il est intéressant de remarquer que le débit commercial du Nimenrix ne dépassait pas les 485 doses mensuelles nationales (données enregistrées par la Sécurité sociale en 2016) avant ce test grandeur nature pour ce vaccin substitué au Mencevax, qui d'ailleurs avait posé problème.

---

71. AMM : Autorisation de mise sur le marché, indispensable pour commercialiser un médicament.

Menjugate

Dans l'échantillon de ce vaccin contre le méningocoque de souche C, nous avons trouvé des polluants sous forme de particules. Zirconium et sodium dans le cas de la particule visible sur la photographie « a » et aluminium, tungstène, chlore, calcium, sodium, phosphore et soufre comme composants de la particule de l'image « c ».

La présence aussi évidente d'aluminium est difficilement attribuable à son hydroxyde utilisé comme adjuvant, étant donné qu'il s'avère être un constituant des particules. D'autre part, notre technique permet seulement d'observer les particules solides et inorganiques, pas les autres composants déclarés : « hydroxyde d'aluminium (adjuvant), chlorure de sodium, phosphate acide de sodium monohydraté, phosphate disodique heptahydraté, mannitol et eau pour préparations injectables »[72].

Les indications du fabricant spécifient que le vaccin n'a pas d'action contre les souches de méningite autres que la C, détail qui habituellement n'est pas annoncé à celui qui reçoit la vaccination, induisant ainsi le sujet dans l'erreur d'être immunisé non contre une souche de la maladie mais contre « la » maladie, une maladie qui, outre le méningocoque comme déjà indiqué, a de nombreuses autres causes.

---

72. ca.gsk.com/media/1213636/menjugate.pdf

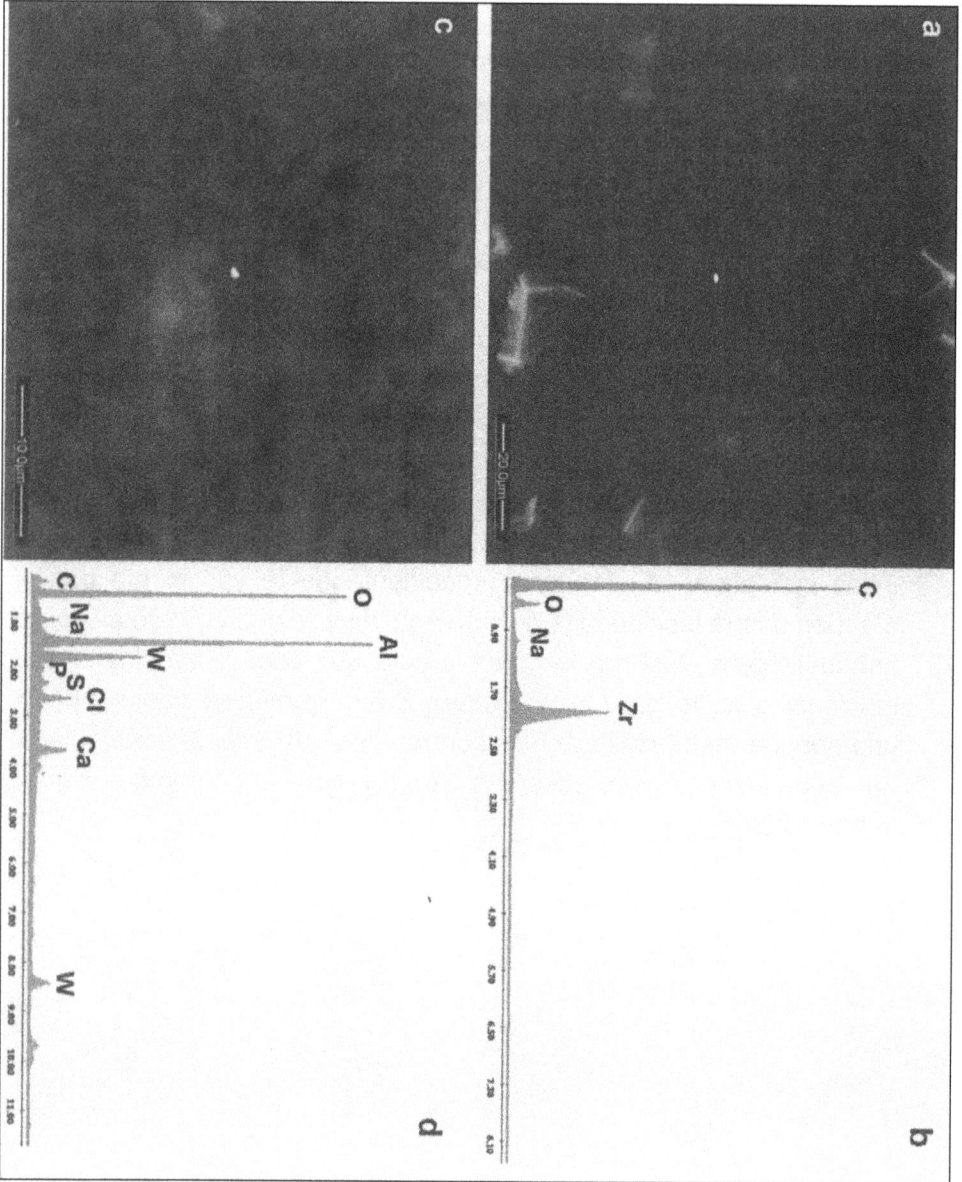

Fig. 9 – Particulat trouvé dans Menjugate,
vaccin anti-méningocoque C.

Meningitec

Il s'agit d'un vaccin pour prévenir la méningite de *Neisseria meningitidis* de sérogroupe C. Le produit a une histoire tourmentée faite de retraits et de nouvelles remises sur le marché, situation commune à d'autres vaccins.

Le fabricant indique que chez les nouveau-nés jusqu'à douze mois, on administre deux doses par voie intramusculaire : la première dose injectée après l'âge de deux mois et avec un intervalle d'au moins deux mois entre les doses. Chez les enfants de plus d'un an, les adolescents et les adultes, la prescription est de pratiquer une dose unique.

Dans ce cas aussi, les indications qui accompagnent le produit sont claires : « Meningitec protègera seulement contre la *Neisseria meningitidis* de sérogroupe C et peut ne pas protéger complètement de la maladie méningococcique de groupe C. Il ne protègera pas des autres groupes de *Neisseria meningitidis* ou des autres micro-organismes qui provoquent des méningites ou des septicémies. » Très honnêtement, le producteur informe que le sérogroupe contre lequel on se vaccine est uniquement le C et, de plus, il n'est pas précisé que le vaccin marche dans tous les cas.

Nous avons analysé des échantillons de ce produit provenant de plusieurs lots, en recherchant d'éventuelles présences de particules solides et inorganiques. Sur la page suivante, quelques images et leur spectre EDS, en rappelant qu'il n'est représenté qu'une partie des polluants trouvés.

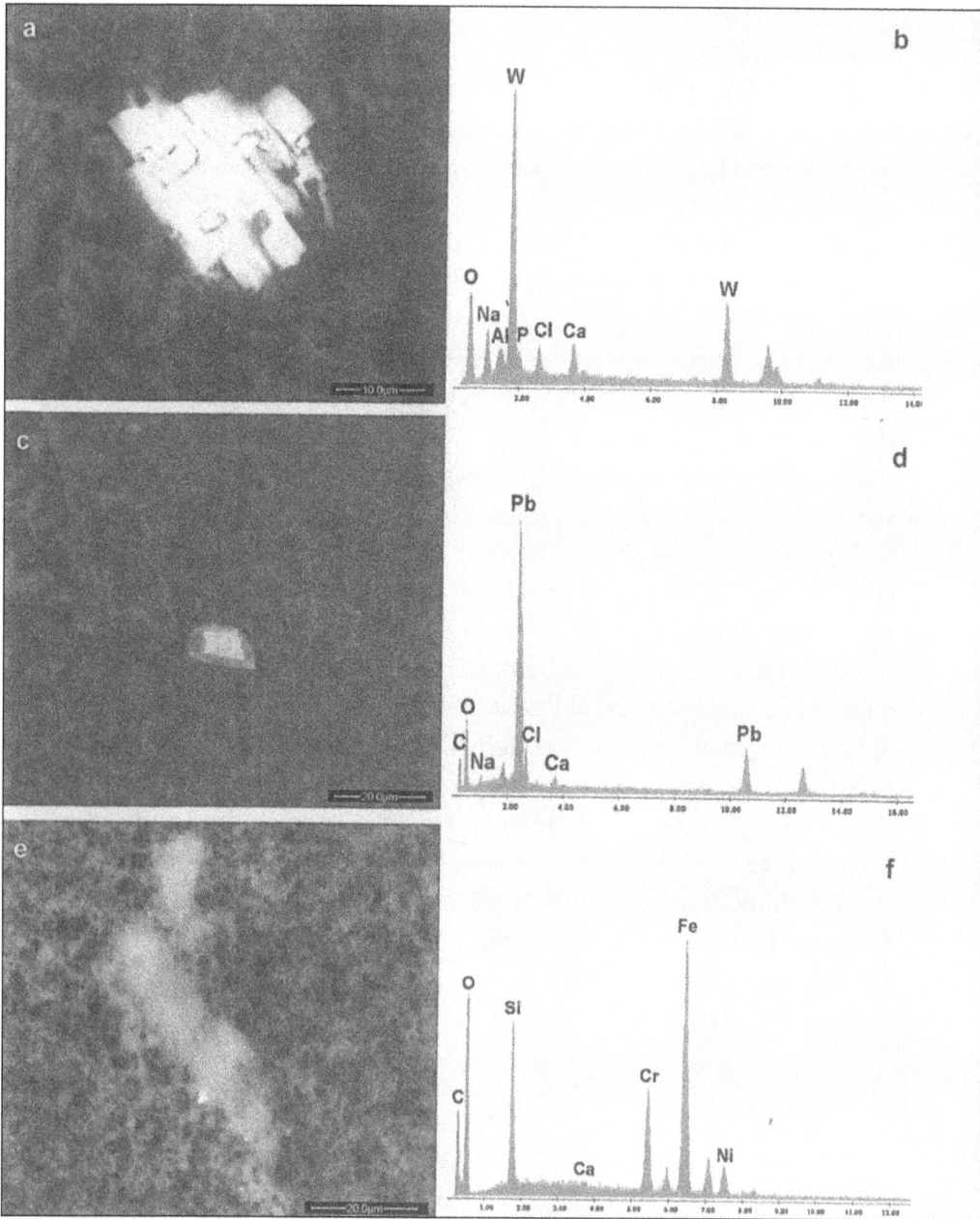

Fig. 10 – Particules trouvées dans les échantillons
de vaccin Meningitec.

L'image « a » montre une particule assez grossière à base de tungstène et contenant aussi, en petites quantités, du sodium, aluminium, phosphore, chlore et calcium.

Dans l'image « c » est visible une particule à base de plomb contenant des petites quantités de sodium, chlore et calcium.

La triplette habituelle de fer-chrome-nickel caractéristique de l'acier est observée dans la photographie « e ». On y trouve aussi du silicium et du calcium. C'est probablement ce type de particulat, à cause d'une possible corrosion du fer, qui a obligé le producteur en septembre 2014 à retirer des lots de vaccins qui présentaient une coloration orangée-roussâtre d'oxyde de fer ou rouille. Sa fabrication est suspendue depuis le 31 juillet 2015. Il est actuellement remplacé dans les prescriptions par le Neisvac Pfizer renfermant quatre fois plus d'aluminium+++. Ce vaccin, lot VNS 1Q12B, a entraîné, selon l'avocate de la famille, la mort à Palagonia (Catania) en Sicile le 16 septembre 2016, soixante-quatre heures après l'injection, du petit Simone Ponte âgé de vingt mois, alors qu'il était en parfaite santé.[73]

---

73. Source : Enza Pirrachio, avocate de la famille.

Inflexal V

L'Inflexal V analysé est un vaccin mis au point pour la grippe de la saison 2008/2009. La notice rapporte la possibilité de l'administrer chez les enfants à partir de l'âge de six mois. Comment peut-on injecter un vaccin qui « peut contenir des traces d'œuf comme l'ovalbumine, de polymyxine B et de néomycine »[74] quand il n'est pas possible d'établir si le sujet est allergique à l'œuf, et que la néomycine n'est pas un antibiotique à administrer à cet âge ?

À évaluer aussi la présence tellement évidente de zinc (en plus du phosphore, chlore, fer et potassium, ces deux derniers éléments à l'état de traces). Le zinc est notoirement toxique pour le cerveau, les yeux et les organes sexuels, et les particules trouvées devraient être sérieusement considérées.

C'est un oligoélément dont l'organisme a besoin, mais en très faible quantité, comme tous les éléments chimiques de ce type ; au-delà, il devient toxique. Dans ce vaccin, il n'est pas sous forme d'atomes ou de molécules mais de particules solides, ce qui signifie que l'organisme ne peut absolument pas l'utiliser, et il s'en défendra comme d'un corps étranger, en déclenchant une réaction inflammatoire des tissus où interviennent les macrophages et cytokines.

Les indications fournies par le producteur informent correctement que le vaccin pourrait ne pas être efficace chez les sujets immunodéprimés, ce qui est évident pour n'importe quel vaccin mais totalement négligé quand ces sujets sont incités par les autorités sanitaires à se soumettre aux vaccinations.

---

74. www.torrinomedica.it/farmaci/schedetecniche/Inflexal_V.asp#axzz3qci-gOBWp

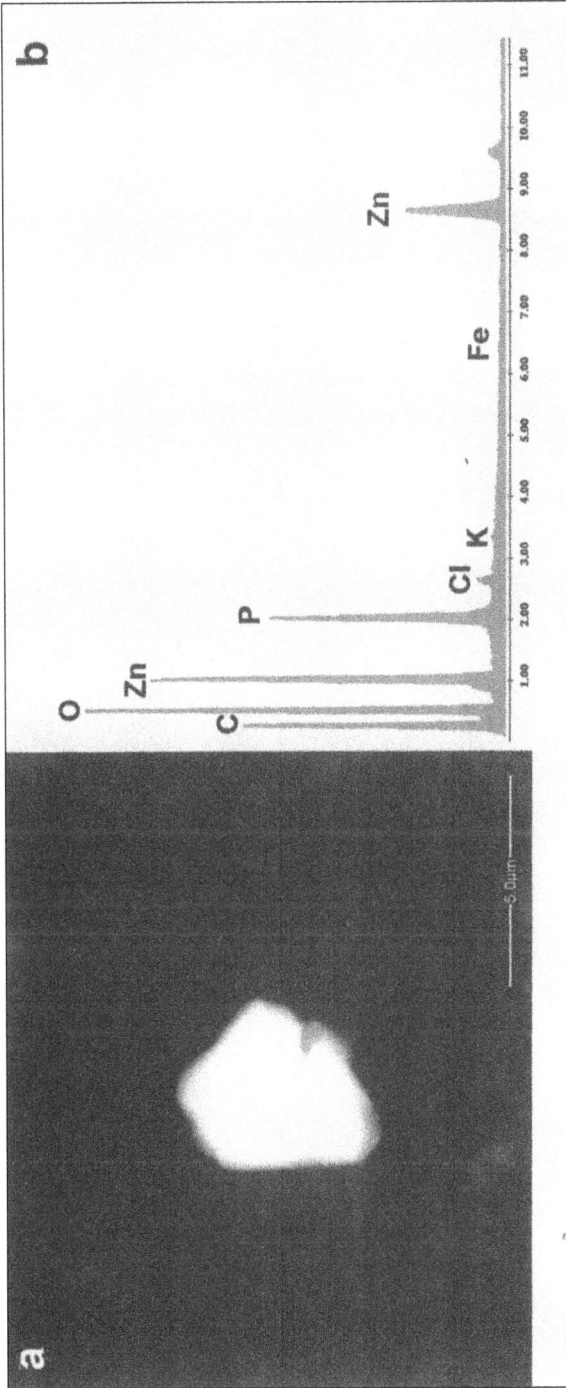

Fig. 11 – Particule trouvée dans un échantillon de vaccin anti-grippe Inflexal V.

Infanrix Trivalent

Il s'agit d'un vaccin trivalent pour la diphtérie, le tétanos et la coqueluche (pas disponible en France). Parmi les polluants que nous avons relevés dans l'échantillon analysé, il y avait des particules contenant un haut pourcentage de titane et d'aluminium, en plus des petites quantités de chlore, sodium, silicium et soufre.

Le producteur déclare que le médicament ne renferme pas de mercure, mais une étude indépendante australienne démontre le contraire : il y en aurait 0,01 milligramme par litre de vaccin[75], que nous n'avons pas décelé, car ne se présentant pas sous la forme de matériau particulaire.

À noter que depuis fin novembre 2014, le ministère de la Santé brésilien a décidé de vacciner les femmes enceintes avec ce trivalent DTCoq / GSK. Une aberration, alors qu'on ne vaccine jamais les animaux gestants. On remarquera aussi l'explosion des cas de microcéphalies au Brésil à partir du printemps 2015. Rappelons encore que l'arrêté ministériel français du 28 février 1952 contre-indique les vaccinations aux femmes enceintes et allaitantes.

---

75. D. W. Austin, K. A. Shandley, E. A. Palombo, *Mercury in Vaccines From the Australian Childhood Immunization Program Schedule*, *J Toxicol Environ Health A.*, vol. 73 (10), 2010, p. 637-640.

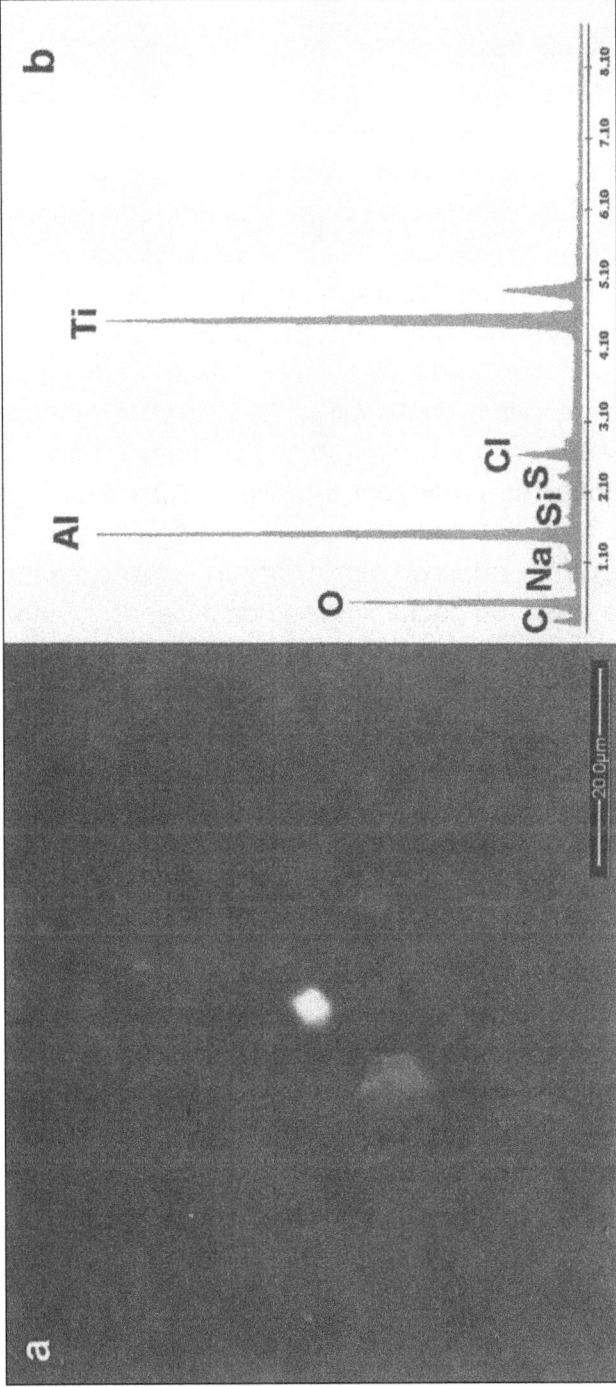

Fig. 12 – Particule trouvée dans le vaccin Infanrix Trivalent.

Infanrix Hexavalent

Un groupe de citoyens belges a publié un article peu rassurant sur le vaccin Infanrix Hexavalent[76], la variante hexavalente du vaccin précédent avec, en plus, l'hépatite B, la poliomyélite et l'*Haemophilus influenzae* de type b, auquel doit être réservée la plus grande attention. Dans cet article, il est question de cas de mort liés au vaccin et d'un document confidentiel du producteur[77] du 16 décembre 2011 constitué de 1 271 pages où sont reportés 1 742 cas de réactions adverses, avec l'Italie, l'Allemagne et la France en tête des signalements. Si l'on tient compte de l'infime nombre de cas réellement déclarés d'effets collatéraux, les données recueillies paraissent représenter une réalité plutôt préoccupante.

Il faut ajouter que divers lots du vaccin ont fait l'objet de retrait dans dix-neuf pays à cause de contaminations bactériennes. Outre des cas de décès, le rapport mentionne des cas d'autisme, tous deux non reportés dans le dossier d'autorisation de mise sur le marché, ou de « Mental Impairment Disorders », c'est-à-dire des troubles liés à une détérioration des fonctions intellectuelles. En dépit de tout cela, le vaccin reste disponible sur le marché, et d'ailleurs plus que jamais en raison du retrait du vaccin DTPolio en juin 2008 répondant à l'obligation vaccinale française et de la rupture de commercialité depuis septembre 2014 des vaccins tétravalents (+ coqueluche) et pentavalents (+ *Haemophilus influenzae* b).

L'échantillon analysé contient un nombre important de particules solides et inorganiques, dont on a identifié trois types différents en composition : des aciers inoxydables, du titane et, surtout, du tungstène en fréquence très élevée, très souvent de dimension inférieure au micron, de ce fait pathogène car très pénétrant. Leur capacité d'induire des réactions adverses est liée à leur

---

76. initiativecitoyenne.be/article-infanrix-hexa-le-document-confidentiel-accablant-113251207.html
77. En anglais : www.informasalus.it/it/data/allegati_docsc/2738.pdf.

dimension, à leur forme et au tissu ou à l'organe touché. D'après l'OMS, les particules inférieures à 2,5 microns sont définies comme cancérigènes de classe 1.

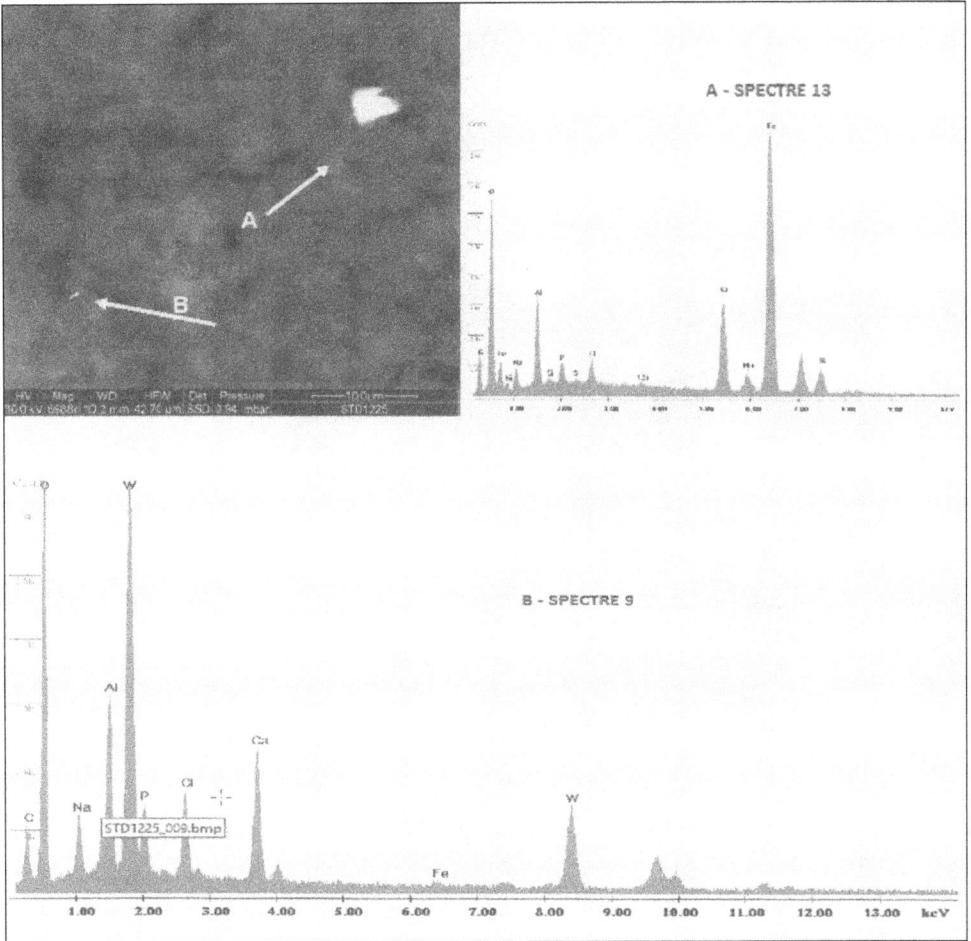

Fig. 13 – Particules du vaccin Infanrix Hexavalent.

La photo montre une zone de l'échantillon au fort grossissement (x 3 413) où sont visibles deux particules. L'analyse EDS montre que la particule de cinq microns (flèche A) est composée de fer, oxygène, aluminium, chrome, nickel, chlore, phosphore, sodium, silicium, manganèse, tandis que la particule de 0,8 micron (flèche B) est composée d'oxygène, tungstène, aluminium, calcium, chlore, sodium, phosphore, carbone, fer.

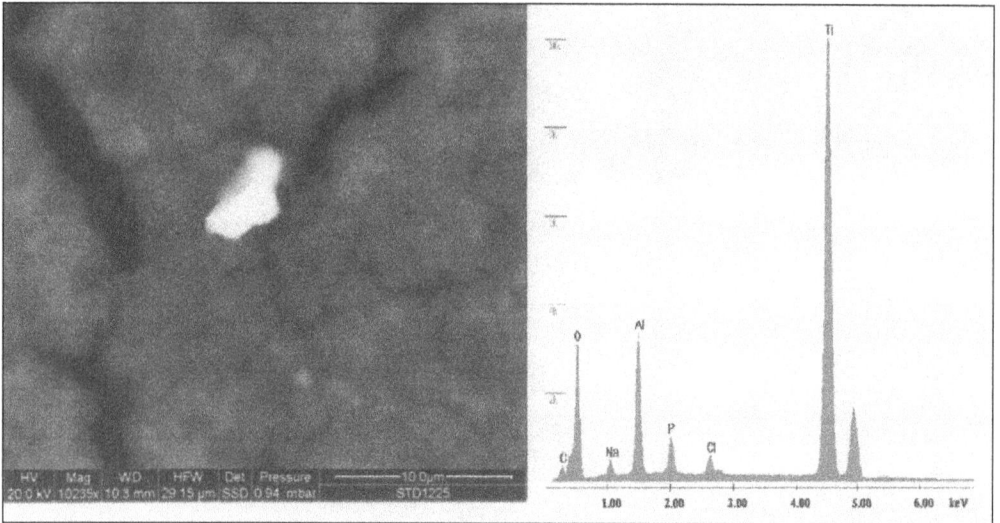

Fig. 13 bis – Autre particule du vaccin Infanrix Hexavalent.

Cette photo montre une zone de l'échantillon au fort grossissement (x 10 235) où est visible une particule de cinq microns. L'analyse EDS montre qu'elle est composée de titane, aluminium, oxygène, phosphore, sodium, chlore.

La petite Ayana près d'Alençon est vaccinée le 5 mai 2015 à cinq mois avec l'Infanrix Hexavalent associé au vaccin Prévenar. Après une réaction très violente avec fièvre à 42,5 °C et destruction du cerveau, elle est plongée en coma artificiel jusqu'à fin juin, où elle est « débranchée » pour décéder à la mi-juillet.

Le même sort a frappé un petit garçon de deux mois à Ragusa en Sicile, vacciné le 26 juin 2015 et décédé le 29 juin à 6 h 45 (source : presse italienne).

Le document confidentiel GSK cité plus haut a aidé le Tribunal du travail de Milan à condamner l'État italien, le 23 septembre 2014, à verser une indemnité plus une rente à vie de 1 683 € bimestriels à un petit garçon de neuf ans, vacciné en 2006 avec l'Infanrix Hexavalent et devenu autiste.

Anatetall

Il s'agit d'un vaccin dont le principe actif est une anatoxine tétanique[78]. Nous parlerons un peu plus loin des quelques perplexités que nous nourrissons quant à son administration. Nous dirons seulement ici que vacciner un nouveau-né contre le tétanos signifie prévoir la possibilité que le sujet puisse attraper la maladie, un évènement à dire vrai aujourd'hui extrêmement improbable.

À notre avis, injecter à un bébé un vaccin renfermant 1,5 milligramme d'hydroxyde d'aluminium par dose et du formaldéhyde comme déclaré par le producteur[79] est déjà en soi un acte qui mériterait quelques considérations quant à la balance que le médecin doit toujours prendre en compte entre le bénéfice qui pourrait s'avérer et le risque pris.

Si, ensuite, on observe ce que nous avons trouvé dans l'échantillon analysé, les considérations sur cette balance devraient être sans doute plus approfondies. Parmi les particules que nous avons relevées, certaines étaient constituées d'aluminium, zinc et chlore et d'autres d'aluminium, sodium, soufre, chlore, baryum, silicium et phosphore.

Si l'aluminium pouvait dériver de l'adjuvant hydroxyde (mais certainement pas sous forme de particule ou lié à d'autres éléments), la présence de tout le reste que nous avons observé mérite une explication. Le problème des particules comme corps étranger reste cependant ouvert, spécialement pour les dimensions autour ou en-dessous du micron. Inutile de répéter que dans ce cas aussi le producteur souligne qu'« avant d'administrer un quelconque vaccin, il doit être pris toutes les précautions utiles pour prévenir des

---

78. Anatoxine : toxine bactérienne traitée généralement au formaldéhyde, de façon à lui faire perdre ses propriétés toxiques mais en lui conservant celles de pouvoir induire l'immunité.

79. www.torrinomedica.it/farmaci/schedetecniche/Anatetall.asp#axzz3qhdESbO5. Cette composition équivalente mais avec 1,5 mg de phosphate d'aluminium est retrouvée dans le DT d'importation canadienne composant le kit Sanofi avec une dose d'Imovax Polio.

réactions indésirables, et il est nécessaire de recueillir l'anamnèse du sujet avec une attention particulière sur l'éventuelle apparition de réactions d'hypersensibilité à ce vaccin ou aux autres ». Il est tout autant inutile de souligner que cette précaution n'est en fait jamais suivie, un peu par manque de temps, un peu par négligence, un peu par ignorance et surtout parce qu'elle reste essentiellement impraticable.

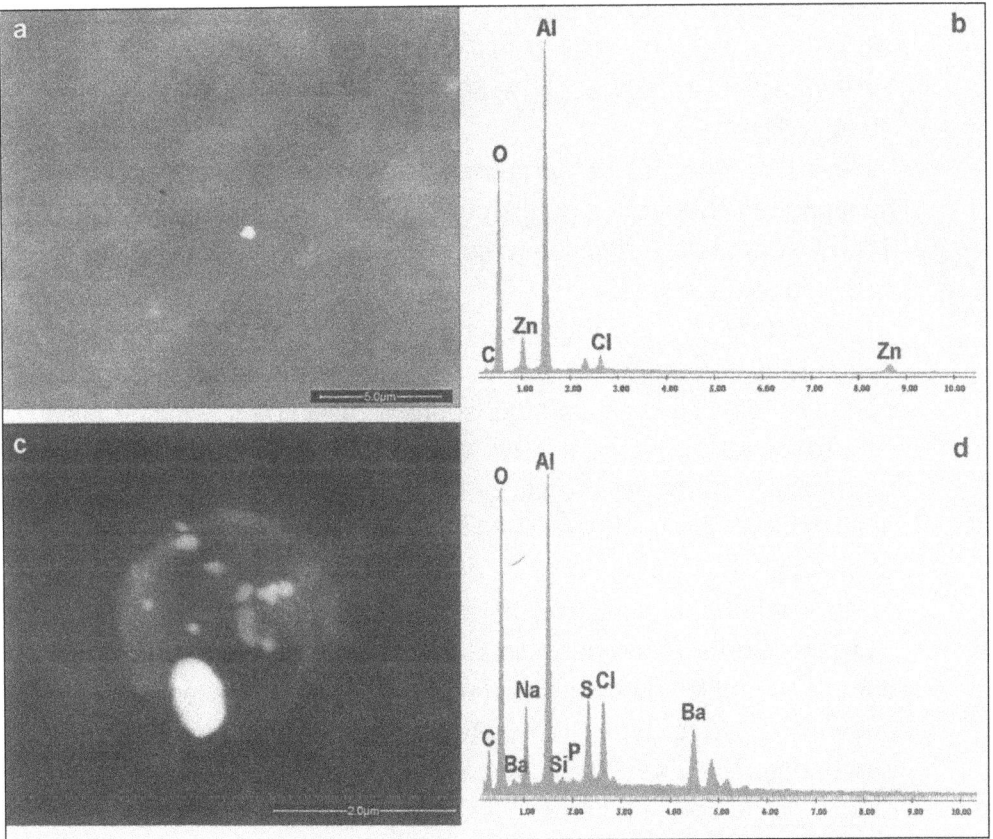

Fig. 14 – Particules trouvées dans un échantillon d'Anatetall.

Gardasil

Nous avons déjà écrit sur le Gardasil, un produit qui jouit d'un formidable battage publicitaire alors qu'il est décrié un peu partout dans le monde. Il s'agit d'un vaccin qui vise à protéger des infections dérivant de quatre souches de papillomavirus (HPV, soit *Human Papilloma Virus*). Il est important de savoir qu'il a été identifié plus de cent sérotypes[80] de ce virus et plus de cent-vingt génotypes[81], avec des nombres de génotypes en croissance constante. Les variétés d'HPV à risque majeur d'entraîner un cancer du col de l'utérus sont les HPV 13, HPV 16, HPV 18, HPV 31, HPV 33, HPV 35, HPV 39, HPV 45, HPV 51, HPV 52, HPV 56, HPV 58, HPV 59, HPV 68, HPV 73 et HPV 82.

Les HPV 26, 53 et 66 sont considérés « génotypes à probable haut risque ». Les autres génotypes du virus, en particulier le 6 et le 11, qui sont ceux à diffusion majeure, dégénèrent très rarement en pathologies sérieuses.

Le Gardasil concerne les souches 6, 11, 16 et 18. La publicité courante du produit n'est pas particulièrement claire. Laissant de côté celle plus commerciale qui soutient qu'on peut prévenir avec ce vaccin neuf cancers sur dix du col utérin, le site internet du producteur[82] rapporte que les deux souches cancérogènes, la 16 et la 18, sont responsables de 70 % des tumeurs du col de l'utérus et du vagin, et plus de 50 % de ceux de la vulve, données plus ou moins confirmées par la littérature[83].

Le site ajoute aussi que « le Gardasil pourrait ne pas protéger complètement les personnes et ne protège pas contre les maladies dues aux autres types de HPV ou contre les maladies non provoquées par les HPV. Le Gardasil ne prévient pas tous les types de cancer du col de l'utérus, aussi il est important que les femmes

80. En virologie et en microbiologie, le sérotype est une classification qui équivaut à une sous-espèce.
81. Un génotype est l'ensemble de tous les gènes qui composent l'ADN.
82. http://www.gardasil.com
83. N. Munoz et al., Int J Cancer, vol. 111, 2004, p. 278-285.

suivent les screenings de routine relatifs à ce type de tumeur »[84]. De fait, la clarté apportée par le producteur est extrême : le vaccin n'est pas toujours actif et, s'il l'est, ce n'est évidemment que pour les souches déclarées.

Par ailleurs, de nombreux cancers du col utérin ne proviennent pas d'infections à papillomavirus, étant donné qu'il existe d'autres causes. L'information distordue et trop souvent diffusée induit les jeunes filles qui se soumettent à la vaccination à penser qu'elles sont protégées aussi de tous les HPV et, par extrapolation aussi commune qu'absurde et préoccupante, leur fait croire qu'elles sont immunisées contre toutes les maladies vénériennes.

Quant aux méthodes d'administration, le produit est injecté en trois doses à distance aux jeunes filles qui n'ont pas encore eu de rapports sexuels. Il faut savoir que la grande majorité des femmes qui ont eu ou ont des relations sexuelles ont contracté sans s'en apercevoir l'infection et, tout autant sans s'en rendre compte, en ont guéri.

Quant au cancer, il s'agit d'une pathologie en continuelle et sensible diminution[85][86], et de diagnostic facile et très précoce avec un test Pap. Pour le cas où l'on devrait intervenir chirurgicalement, on a recours à la technique de la conisation pratiquée en hospitalisation de jour. Il est opportun de savoir que les garçons aussi peuvent contracter les maladies à papillomavirus.

---

84. « Gardasil may not fully protect everyone, nor will it protect against diseases caused by other HPV. Gardasil does not prevent all types of cervical cancer, so it's important for women to continue routine cervical cancer screenings. », www.gardasil.com.

85. http://www.tumori.net/it3/rapporti %20sedi/Cervice.pdf

86. « Alors qu'il est la deuxième cause de cancer chez la femme dans les pays à bas revenu tels le Bangladesh ou le Soudan, il occupe la 12e place en France avec 3 068 nouveaux cas en 2005 et 2 810 nouveaux cas et 800 décès en 2011. Une mortalité qui a été divisée par trois de 1950 à 2000 (donc bien avant le vaccin) et qui baisse de 1,3 % l'an depuis, grâce au dépistage par le frottis cervico-utérin mis en place dans les années 70 et grâce à l'amélioration des traitements. », Serge Rader, *Réalités & Vaccinations*, bulletin d'information de la Ligue Nationale Pour la Liberté des Vaccinations, n° 26, janvier 2017.

Arrivant aux résultats de notre analyse, dans l'échantillon que nous avons eu à disposition, nous avons trouvé des polluants solides de nature variée, dont des particules de bismuth et des particules de plomb.

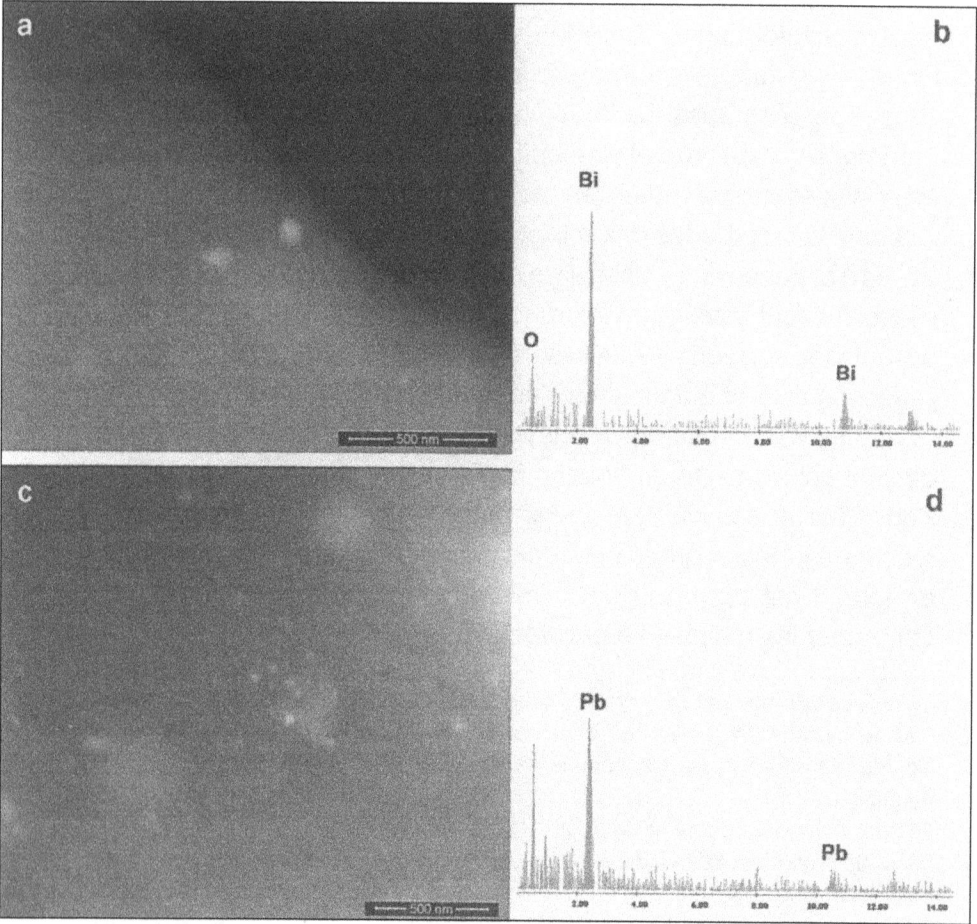

Fig. 15 – Particules trouvées dans un échantillon de Gardasil.

Vaxigrip

Il s'agit d'un vaccin anti-grippe qui, comme tous les vaccins de ce type, est modifié chaque année. Nous en avons analysé trois échantillons relatifs à trois saisons vaccinales diverses.

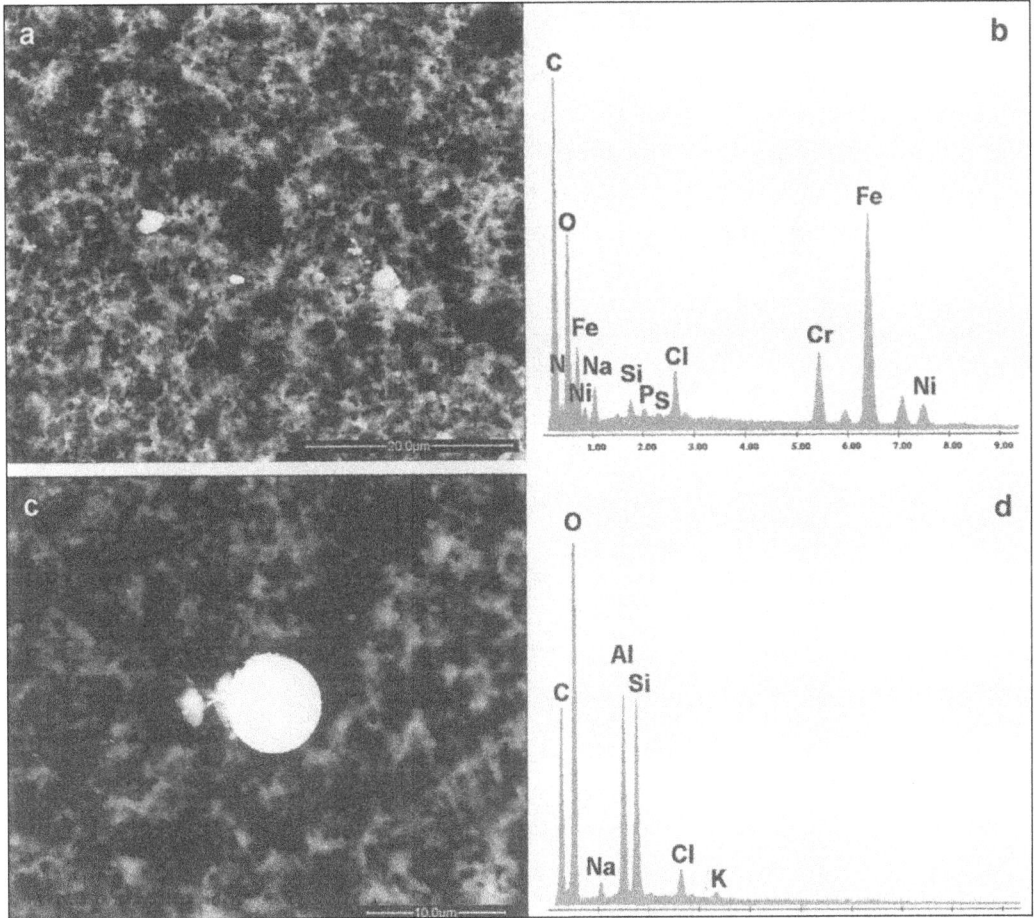

Fig. 16 – Particules trouvées dans le Vaxigrip de 2008.

L'échantillon analysé en 2008 montrait la présence de types variés de particules. Ici, nous en reportons deux : une formée de la triplette de l'acier (fer, chrome et nickel) souvent rencontrée, en plus de l'azote, sodium, silicium, phosphore, soufre et chlore ; et une autre formée d'aluminium, silicium, chlore, sodium et potassium. Cette seconde particule est très intéressante à cause de sa forme. Les sphères, en fait, sont caractéristiques de formations à haute température (fonderies, incinérateurs, cimenteries…) ; elles sont creuses à l'intérieur et extrêmement fragiles. Dans ce cas, la sphère était entière et non réduite en fragments comme il arrive très souvent. Cette provenance particulière et sans confusion possible rend encore plus difficile l'explication de ces présences dans les vaccins.

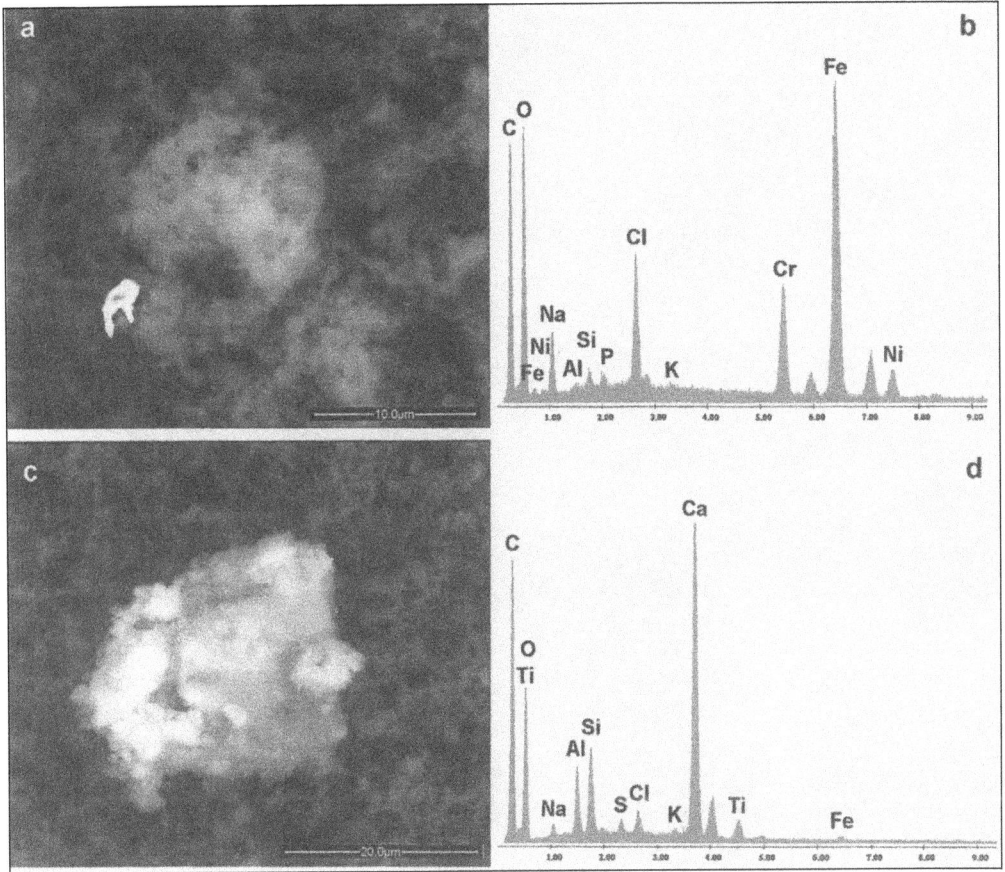

Fig. 17 – Images de particules identifiées dans le Vaxigrip de 2012.

L'analyse fut répétée en 2012 sur un échantillon de Vaxigrip distribué cette année-là. Un type de particules était curieusement similaire, en fait presque identique, à l'un de ceux relevés quatre ans plus tôt, alors que le deuxième type représenté était constitué de particules très fines de calcium, titane, silicium, aluminium, sodium, soufre, chlore et potassium, agglomérées ensemble par du matériau organique.

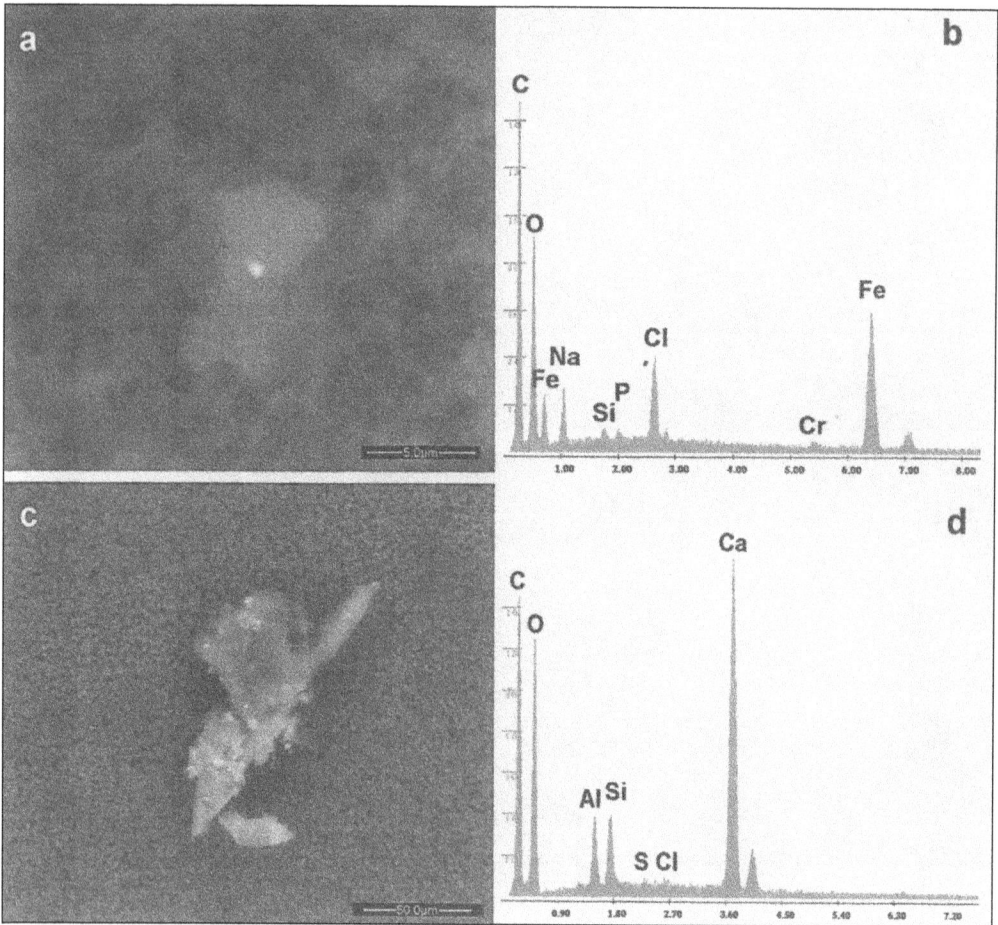

Fig. 18 – Particules dans l'échantillon de Vaxigrip analysé en 2015.

En 2015, sur mandat des auditeurs d'une radio florentine[87], nous analysâmes un autre échantillon de Vaxigrip version 2015/2016. Les images rapportées témoignent de la façon agglomérée où se présentaient des particules de fer, chrome, chlore, sodium, phosphore et silicium, et des particules de calcium, silicium, aluminium, soufre et chlore.

87. Radio Studio 54.

Il est intéressant d'observer qu'au cours des sept années écoulées entre la première analyse et la plus récente, personne ne s'est aperçu de cette pollution pourtant évidente et plus que visible à l'examen du produit, et qu'il n'ait pas été, en conséquence, apporté de correctifs.

Priorix MPR (I) = Priorix ROR (F)

Il s'agit d'un vaccin trivalent (rougeole, oreillons, rubéole) présenté en poudre séparée du diluant.

Dans les deux flacons composant le vaccin ont été trouvés des polluants sous forme de particules. Le diluant, par exemple, renfermait, entre autres poussières polluantes, des particules à base de tungstène. Dans la poudre étaient présentes, entre autres, des particules à base de plomb et fer, de silicium et aluminium, et de silicium et titane.

À noter que l'Italie commercialise depuis mai 2007 le vaccin Proquad Sanofi et, depuis novembre 2008, le Priorix Tetra GSK, tous deux incluant en plus la valence varicelle...

La jurisprudence italienne rapporte des condamnations de l'État pour des cas d'autisme dus à ce vaccin ROR.[88]

---

88. Les avocats Marcello Stanca (Florence) et Luca Ventaloro (Rimini) ont gagné plus d'une dizaine de procédures contre l'État italien pour autisme post-vaccinal. Actuellement, ce sont des milliers de dossiers liés à la vaccination qui sont plaidés devant la justice italienne.

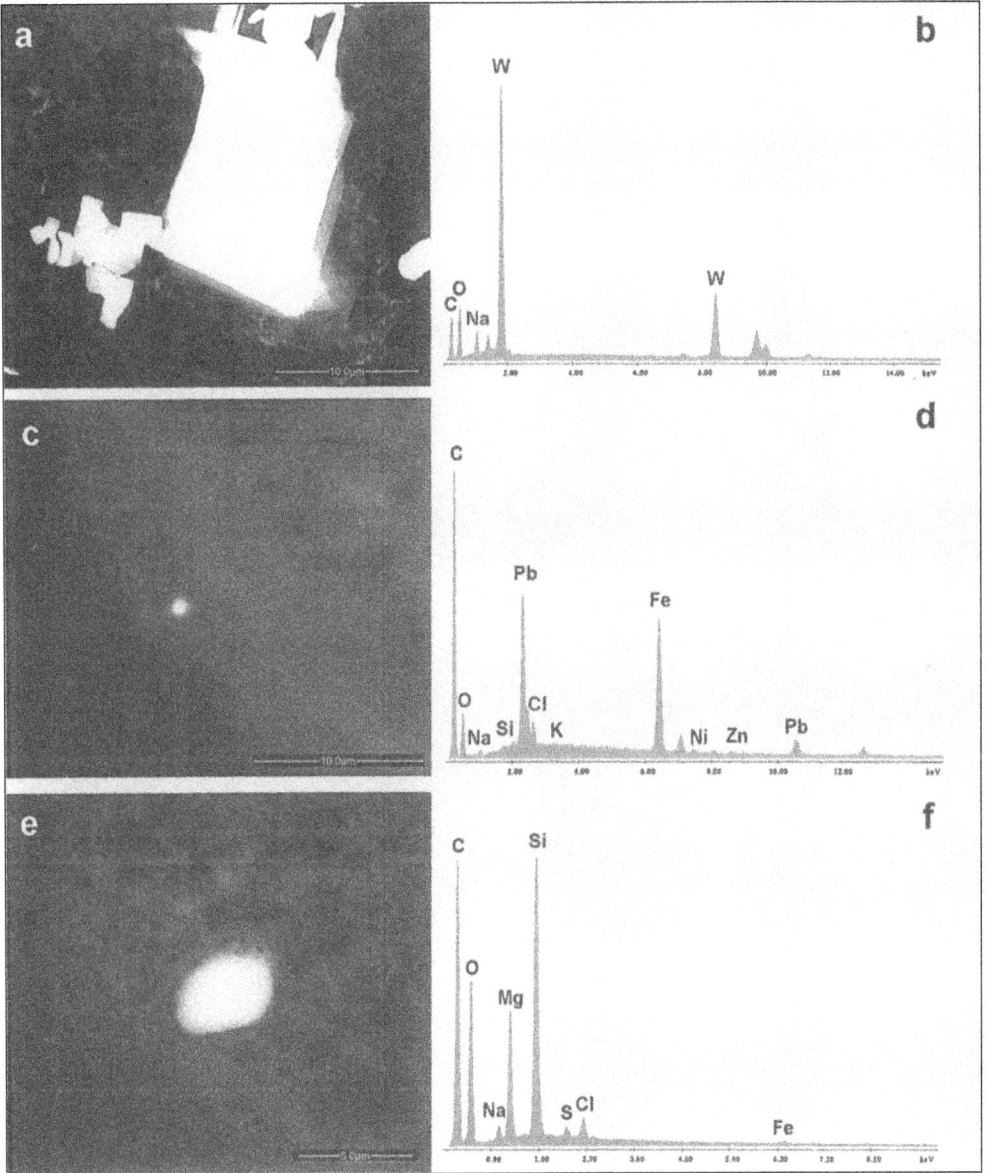

Fig. 19 – Particules du Priorix.

Engerix B

Ce vaccin est destiné à la prévention de l'hépatite B.

Le producteur déclare que l'antigène de surface du virus de l'hépatite B est adsorbé sur hydroxyde d'aluminium, mais il est évident que celui-ci ne peut être administré sous forme de particulat, comme nous l'avons observé en microscopie électronique.

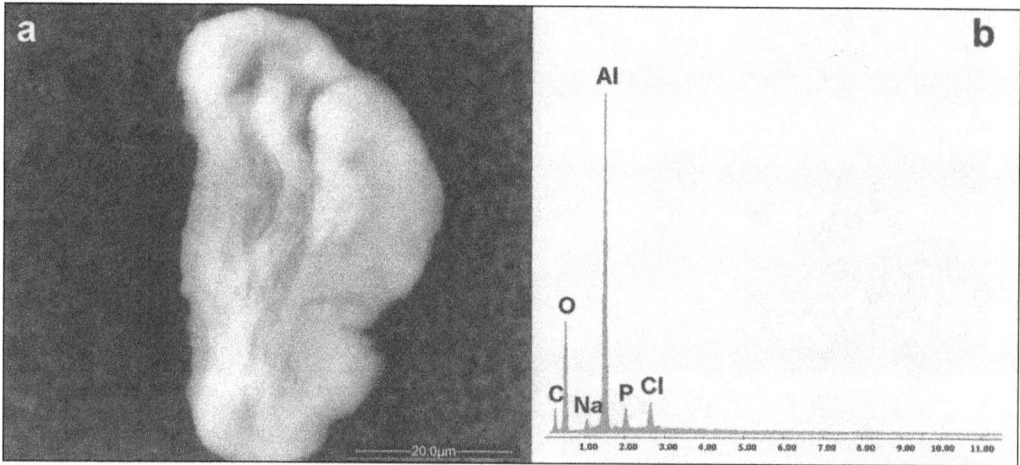

Fig. 20 – Particules de l'Engerix B.

Prevenar 13

Il s'agit d'un vaccin pour prévenir les infections de treize souches de pneumocoques, administrable aux nouveau-nés à partir de la sixième semaine jusqu'à l'âge adulte.

Dans ce cas, les particules trouvées sont apparues moins nombreuses qu'avec la majorité des autres vaccins. Des particules d'acier (fer et chrome) ont néanmoins caractérisé l'analyse de ce vaccin.

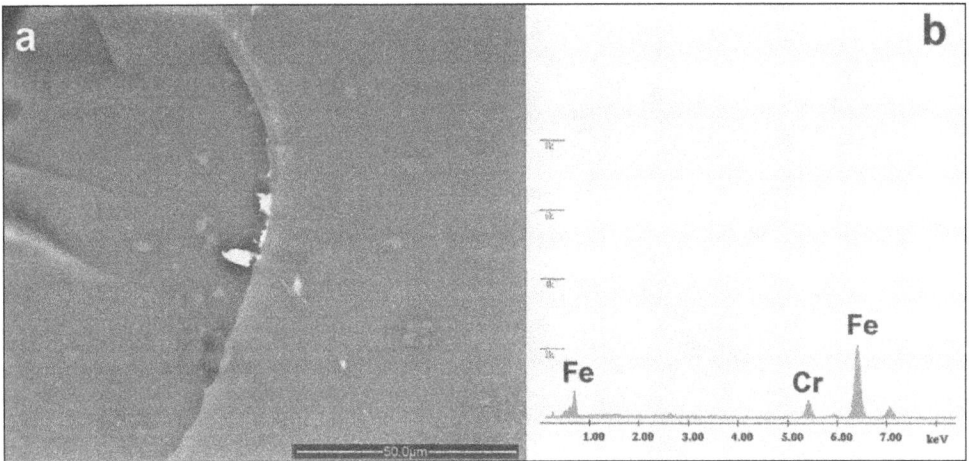

Fig. 21 – Particules du Prévenar 13.

Varilrix

C'est un vaccin contre la varicelle se présentant sous la forme de poudre à diluer dans un solvant.

Dans les deux flacons composant le vaccin ont été découverts des polluants de particules solides. Dans la poudre se trouvaient des poussières renfermant, entre autres, du titane et du zirconium, tandis que dans la solution de dilution, les particules présentes contenaient un nombre relativement élevé d'éléments chimiques parmi lesquels du zinc, du fer, du silicium et du titane. Les particules de titane se présentaient souvent de dimensions inférieures au micron et, pour cette raison, sont particulièrement pénétrantes.

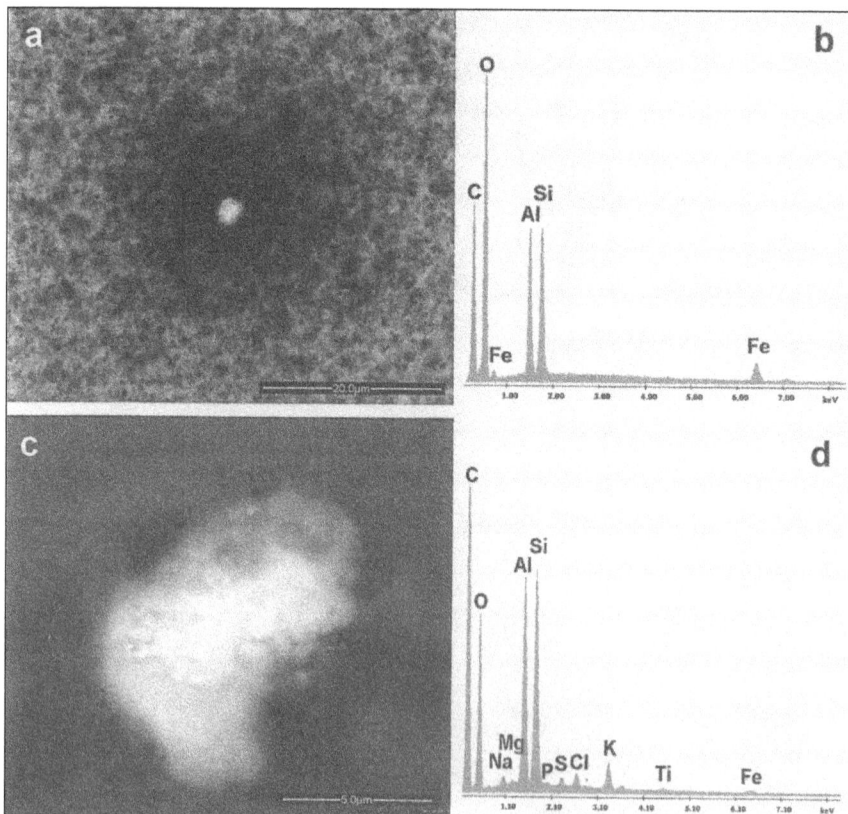

Fig. 22 – Particules du Varilrix.

Menveo

C'est un vaccin contre quatre des treize souches existantes du méningocoque. Il a subi des épisodes de retrait du marché pour des motifs qui n'ont pas été complètement éclaircis et des remises sur le marché toutes autant difficiles à expliquer.

Des particules polluantes de nature diverse ont été individualisées à l'observation en microscopie électronique : cuivre et aluminium ; fer, chrome et nickel (acier) ; silicium ; baryum, sont quelques-uns des composants élémentaires trouvés dans la composition des particules.

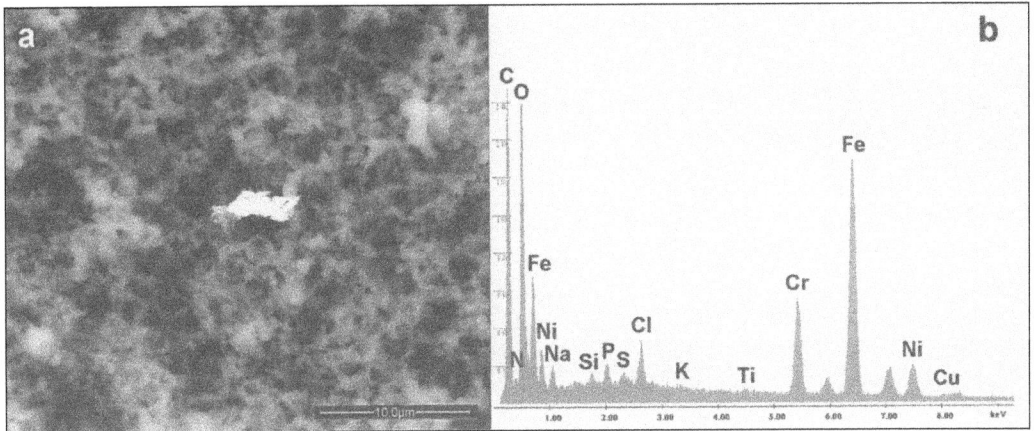

Fig. 23 – Particules du Menveo.

Autisme et autres maladies dues aux vaccins

Nous ne sommes pas à même d'établir si le vaccin provoque l'autisme. Pour le faire, ou plutôt, pour commencer à le faire, nous aurions besoin d'analyser des échantillons de cerveau prélevés chez quelques enfants malades et comparer le contenu de particules – dans l'hypothèse où il y en a –, avec celles éventuellement présentes dans le vaccin administré. Il est évident que c'est impossible, donc il serait infondé de notre part de prendre une quelconque position. Du reste, notre approche de la recherche prévoit l'individualisation immédiate de la relation entre la cause et l'effet, et nous laissons à d'autres les très nombreuses possibilités qui existent de travailler différemment.

Ce qu'il est honnête de dire est que l'autisme ou, mieux, les troubles du spectre autistique souvent désignés par le sigle ASD (Autism Spectrum Disorders) sont de plus en plus fréquents, et cette fréquence a une progression préoccupante. En mars 2014, les Centers for Disease Control and Prevention (CDC), organismes américains d'État pour le contrôle des maladies, sortirent l'information selon laquelle 1 enfant sur 68 souffrait de cette maladie avec une prévalence des garçons (1 sur 42) sur les filles (1 sur 189)[89]. Il est rapporté aussi que l'autisme touche plus de 3,5 millions d'États-uniens et plus de 600 000 Britanniques[90]. L'incidence de la maladie n'était que de 1 pour 15 000 enfants en 1978.

En France, c'est 8 000 nouveaux cas annuels pour 780 000 naissances, donc plus d'un bébé sur cent.

---

89. www.autismspeaks.org/what-autism/prevalence
90. www.bloomberg.com/news/articles/2014-06-09/autism-costs-more-than-2-million-over-patient-s-life

L'état autistique représente une forme de handicap du développement, avec des chiffres en croissance majeure[91], au moins aux USA, de +119,4 % entre 2000 et 2010[92]. Difficile de trouver des chiffres aussi précis dans les autres pays, mais l'augmentation y semble parfois également soutenue. D'ailleurs, déjà en mai 1999, il avait été annoncé au Congrès à Washington que le nombre de vaccins administrés avait triplé de 1988 à 1999 et qu'on avait constaté sur la même période une augmentation de 276 % des cas d'autisme, soit plus que le triplement.

L'autisme est sûrement une pathologie embarrassante au moins pour celui qui doit affronter la problématique du point de vue politique. Alors, une des énormités qui sont soutenues pour tenter de cacher le problème est celle d'affirmer qu'on n'en dressait pas le diagnostic par le passé. Pourtant, quiconque a observé un sujet autistique ne peut pas ne pas se rendre compte rapidement de la situation, donc non seulement n'importe quel médecin mais aussi n'importe quelle autre personne « non autorisée » sera capable d'en formuler le diagnostic, ne serait-ce que de façon élémentaire.

Nous avons précisé que nous ne disposons pas d'éléments pour conclure si la maladie dérive ou non des vaccins. Il est de notre devoir cependant de rappeler que, si la quantité de particules contenue dans une dose peut ne pas être en mesure de déclencher une des nombreuses nanopathologies, c'est-à-dire les maladies déjà listées dues aux micro- et nanoparticules, il peut arriver que ces dernières, par un cas malchanceux, finissent dans le cerveau. Nous nous arrêterons ici, car, si nous poursuivions, nous entrerions dans un territoire inconnu, où les faits laisseraient la place à l'opinion.

Nous ajoutons que notre proposition aux autorités sanitaires de mettre en place une recherche spécifique a été accueillie avec un embarras extrême et laissée pour compte sans explication. Nous ajoutons aussi que « recherche » ne signifie pas « sentence de

---

91. www.cdc.gov/features/dsdev_disabilities/
92. www.cdc.gov/ncbddd/autism/data.html.

condamnation à priori », mais simplement une enquête objective qui pourrait servir à disculper l'accusé. Toutefois, en dehors de toute opinion, nous pensons qu'il est opportun de ne pas omettre une information qui a bien peu circulé et qui, à notre avis, peut être digne de méditation.

Manipulation au sommet

Le député républicain de Floride, Bill Posey – reconnu comme pro-vaccinal – a déclaré à la Chambre des députés avoir reçu du scientifique chercheur en vaccinologie, le Dr William Thompson, du CDC américain, une confession selon laquelle cette administration où il collaborait avait manipulé puis détruit les données d'une étude[93] relative aux enfants afro-américains traités avec le vaccin trivalent rougeole, oreillons et rubéole[94]. Selon les faits rapportés, l'étude aurait falsifié les données relatives à l'incidence majeure d'autisme chez ces enfants vaccinés avant les trois ans.

Nous faisons remarquer que le problème soulevé ne concerne pas le doute relatif à la possibilité que les vaccinations entraînent l'autisme, en admettant le contexte pour acquis, mais la falsification des résultats de l'étude qui indiquerait en réalité une incidence majeure de la pathologie chez les enfants afro-américains en comparaison des enfants blancs[95]. Nous n'avons pas d'opinion à ce propos, mais nous nous limitons à relever comment est-il possible qu'une telle question, indubitablement importante, ne soit pas traitée avec un esprit libre de scientifiques indépendants dotés de tous les moyens à disposition ? Il n'existe aujourd'hui pour argument que les supputations de personnages divers niant souvent avec violence les faits, et aux antipodes, des personnes les affirmant avec autant de violence. Il est indéniable que tant que durera cette diatribe peu

---

93. http://pediatrics.aappublications.org/content/113/2/259
94. Le vaccin ROR en France, MMR aux USA, MPR en Italie.
95. www.youtube.com/watch ?v=w4w0TdEvPHI

honorable, sans que personne n'ait la volonté de la résoudre, jamais n'arrivera la transparence.

Une vérité qui dérange

Signalons la sortie récente du documentaire *Vaxxed: From Cover-Up to Catastrophe*[96], (*Vaxxed : de la dissimulation à la catastrophe*), qui rapporte tous les détails de cette affaire. Il est produit par Polly Tommey, Del Bigtree et Francesca Alesse, et réalisé par le gastroentérologue chercheur Dr Andrew Wakefield. Il avait déjà démontré cette relation vaccin-autisme pour laquelle il fut radié de l'Ordre des médecins britanniques, tout comme le Pr Henri Joyeux en juillet 2016 pour avoir recueilli en France 1,1 million de signatures dans une pétition appelant au retour du vaccin DTP sans aluminium. Grâce au sénateur Bartolomeo Pepe, ce film devait être diffusé au Sénat italien, au palais Madame à Rome, le 4 octobre 2016, en avant-première européenne. Six jours auparavant, un interdit de projection fut prononcé par le président du Sénat, Pietro Grasso, conjointement à la demande de la ministre de la Santé Beatrice Lorenzin. Il avait déjà subi le même sort au festival Tribeca de l'acteur Robert de Niro, qui en avait pourtant assuré la promotion.

Le 9 février 2017, nous fûmes tous trois invités à sa projection-débat au Parlement européen organisée par la députée verte Michèle Rivasi, membre de la Commission Santé et environnement de Bruxelles, ainsi que le Pr Luc Montagnier, biologiste virologue prix Nobel de médecine 2008, le Dr Srecko Sladoljev, immunologiste de l'Institut d'immunologie de Zagreb, le Dr Stefan Troschke de la Fédération allemande Gesundheit Aktiv, et le Dr Kris Gaublomme de l'European Forum for Vaccine Vigilance. Quant au Pr Chris Exley, biochimiste grand spécialiste de l'aluminium, invité également, il fut interdit de participation à ce colloque sous peine de perdre son poste à l'université de Keele, en Grande-Bretagne.

---

96. www.vaxxedthemovie.com/fr

Deux jours avant, le 7 février, Beatrice Lorenzin adressa une missive à son compatriote Antonio Tajani, président du Parlement européen, pour faire interdire l'évènement. Il eut tout de même lieu à l'espace Lumen à Bruxelles.

Quatre jours plus tard, le 13 février 2017, la maire de Paris, Anne Hidalgo, empêcha aussi sa projection à la mairie du 2° arrondissement, qui eut lieu finalement au cinéma Élysées-Biarritz. À ce stade, il faut souligner les moyens coercitifs disproportionnés que le système et les lobbies sont capables de mettre en œuvre pour tenter d'anéantir toutes positions contraires à leur pensée unique, même si elles servent l'intérêt général. Ainsi, est-il envisageable qu'ils aient pu faire pression pour obtenir la fermeture des services hospitaliers comme celui d'oncologie pédiatrique du Dr Nicole Delépine, priver de crédits des chercheurs émérites ou faire radier de l'Ordre des professionnels vertueux comme le Pr Philippe Even, pneumologue, ex-doyen de la Faculté de médecine de Paris et président de l'Institut Necker ? Convoqué à l'Ordre en décembre 2016 pour avoir dénoncé dans ses livres les conflits d'intérêts majeurs d'illustres professeurs et les dérives de l'industrie pharmaceutique, il se vit notifier sa radiation de médecin au 1er avril 2017, un comble, alors que, n'exerçant plus, il avait demandé et obtenu sa radiation en septembre 2015 !

Le Dr Roberto Gava, cardiologue, pharmacologue et toxicologue de Castelfranco Veneto en Vénétie subit le même sort devant l'Ordre des médecins de Trévise, ainsi que le Dr Dario Miedico, épidémiologiste et médecin-légiste, devant celui de Milan, tous deux pour avoir dénoncé les graves effets collatéraux des vaccins, en relation avec leur trop grand nombre administré à un âge trop précoce.

Il suffit d'ailleurs de lire le rapport de l'Agence italienne du médicament (AIFA), qui annonçait en juillet 2015 les vaccins comme deuxième cause des effets secondaires des médicaments après les antinéoplasiques[97], même s'ils restent encore sous-notifiés, comme dans tous les pays, avec le vaccin ROR en tête. On constate donc un immense problème de démocratie et de transparence sanitaire.

Pour revenir au Dr Andrew Wakefield, un homme dont il est difficile de mettre en cause la probité, il convient de rétablir la vérité : il n'est pas le fraudeur scientifique vilipendé par les autorités comme seul argument opposable aux vaccino-sceptiques du ROR qui, rappelons-le, a obtenu son AMM par assemblage des AMM des trois vaccins monovalents qui le composent. Toute cette cabale montée contre lui l'ayant trainé dans la boue est venue d'un journaliste du *Sunday Times*, Brian Deer, dont le patron n'était autre que James Murdoch, fils du magnat de presse Rupert, mais aussi membre du Conseil d'administration des laboratoires GSK fabricant le vaccin MMR (ou ROR) et rémunéré à ce titre 98 000 GBP en 2010 – il fut mis en cause dans le scandale des écoutes téléphoniques de Londres en 2011 ! Il fallait donc éliminer A. Wakefield pour avoir osé attaquer le MMR, dont il déconseillait l'emploi avant trois ans en raison de ses effets collatéraux, préférant utiliser avant le monovalent rougeole, dont les ventes avaient ainsi augmenté.

Les autorités répondirent à son expertise en éliminant les monovalents du marché afin de ne pas léser le programme MMR. En France, l'Imovax Oreillons fut supprimé le 1er janvier 1997, le Rudivax (rubéole) le 22 octobre 2012 et le Rouvax (rougeole) est en rupture d'approvisionnement depuis de nombreux mois...

S'ensuivit la radiation de l'Ordre du Dr Wakefield pour un motif futile de prélèvements sanguins sans autorisation préalable, d'ailleurs dénoncée par la Haute Cour de justice britannique, qui a réhabilité les travaux de toute son équipe, dont le Pr John Walter Smith et le Dr Simon Murch, mais de cela, aucun commentaire dans les médias... Toutes les accusations de perception d'argent,

---

97. Médicaments destinés à bloquer la prolifération des cellules cancéreuses.

de pseudo-traitements de substitution au vaccin ne sont que des calomnies. Même Peter Fletcher, l'ancien Directeur de la Santé publique britannique aujourd'hui en retraite, prit position pour A. Wakefield.

L'autisme, mais pas seulement...

Laissant de côté le thème gravissime de l'autisme pour entrer dans celui des pathologies présumées des vaccins et des problèmes afférents, notre expérience personnelle se traduit tous les jours par des courriels à notre adresse en provenance de correspondants des deux bords. Ceci à un rythme quotidien de plusieurs dizaines. Nous citons en entier l'un de ceux-ci, en attente d'une réponse de la part de ceux qui sont tenus de la donner :

« Tout le monde ne sait peut-être pas que les dangers du vaccin ne sont pas des fables modernes, et que l'État Italien en prévoit même l'indemnisation (ce qui signifie qu'il en reconnaît l'intrinsèque et potentielle nocivité) avec la loi 210/1992 renforcée ultérieurement par la loi 229/2005 portant « Dispositions en matière d'indemnisation des victimes de complications de type irréversible à cause de vaccinations obligatoires ».

Tout le monde ne sait peut-être pas que le vaccin contre l'hépatite B a été rendu obligatoire par le ministre de la Santé d'alors De Lorenzo, qui ensuite a été condamné à cinq ans de prison ferme pour avoir perçu des pots-de-vin (quelque neuf milliards de lires entre 1989 et 92, soit +30 millions de francs de l'époque !) reçus des firmes pharmaceutiques parmi lesquelles apparaît aussi le producteur du vaccin à hauteur de 600 millions de lires. Il a été condamné, de plus, à une amende de 5,16 millions d'euros (Cassation avril 2012).[98]

---

98. Son complice, Duilio Poggiolini, surnommé « le roi Midas », responsable des médicaments au ministère de la Santé, ex-président de la Commission européenne du médicament, ex-membre de l'OMS, a été condamné à la même amende.

L'hépatite B, en plus, a le même mode de transmission que le Sida et vu qu'il n'existe pas encore de vaccin pour ce dernier, il aurait dû y avoir à ce jour une épidémie de Sida qui, apparemment, ne s'est pas vérifiée.

Tout le monde ne sait peut-être pas que la quantité de métaux lourds injectée à un nouveau-né d'à peine trois mois est très supérieure aux seuils considérés acceptables aussi pour un adulte : la valeur acceptable d'exposition a été mesurée dans le cadre de la médecine du travail par référence à un individu mâle adulte dont le poids et la masse sanguine sont 15-20 et 10-15 fois supérieurs comparés à ceux d'un nouveau-né. Imaginons-nous donc le degré de surexposition des petits (données de l'exposé au ministère de la Santé « Substances toxiques contenues dans les préparations vaccinales du commerce » de 1998, dans lesquelles on a mis en évidence, après recherche, la surexposition de l'aluminium et du mercure des sujets vaccinés). »

Répondre de manière intelligente, documentée et honnête représenterait un acte de force de la part de ceux qui soutiennent la bonté et la nécessité de se soumettre à la vaccination. Feindre que les questions n'existent pas ou sont stupides ou, pire, répondre de manière manifestement infondée, ne peut qu'éloigner de la pratique vaccinale, une approche pour le moment seulement évoquée, mais qui pourrait bien prendre des proportions plus importantes. En conséquence, que ceux qui ont le devoir d'informer, le fassent !

Comment les vaccins sont-ils administrés ?

Vacciner tout le monde, avec le plus de vaccins possible, quoi qu'il en coûte

Ce qui est fait en pratique, c'est de vacciner le plus possible, tout le monde et sans distinction, avec la conviction que c'est bien la stratégie à suivre pour éradiquer de la face de la Terre une infinité de maladies. On le fait aussi dans des conditions qui dépassent vraiment la limite de la raison quand, par exemple, on vaccine les enfants en proie à des convulsions, lorsqu'on vaccine un sujet sans se préoccuper de savoir s'il a déjà contracté la maladie lui conférant l'immunité, ou quand il s'agit d'une personne immunodéprimée. La thèse est que, grâce aux vaccinations, quelques maladies ont disparu, dont la poliomyélite, toujours citée en exemple. Lorsqu'on demande une démonstration scientifique étayée de données réelles, alors, la réaction habituelle est un nervosisme qui débouche sur l'irritation exacerbée, voire les insultes.

En fait, il n'existe pas de démonstration qui tienne compte de toutes les circonstances, de l'amélioration de l'hygiène (on constate, par exemple, la disparition de la peste et la quasi-disparition de la lèpre ou de la scarlatine, des maladies pour lesquelles il n'y a jamais eu de vaccin), du phénomène oscillatoire de toutes maladies infectieuses et, si cela ne peut et ne doit pas sonner la condamnation de la théorie, il est honnête d'admettre que la démonstration limpide comme celle d'un théorème mathématique n'existe réellement pas.

Ce n'est pas notre but, ni notre volonté, et il n'est pas non plus dans les objectifs de ce modeste livre de débattre de l'argument, donc nous y faisons référence comme une donnée factuelle et en restons là. En revanche, il est de notre devoir de nous poser des questions sur le mode indiscriminé avec lequel les vaccinations sont administrées.

Pourquoi à deux mois plutôt qu'à deux ans ?

S'illusionner qu'un bébé de deux ou trois mois puisse acquérir une immunité par vaccin est un élément qui ne tient pas debout : celui qui est convaincu de l'efficacité de la pratique devrait au moins attendre l'achèvement de la deuxième année de vie ou, mieux encore, quelques mois de plus avant de procéder à la vaccination, le temps nécessaire à la maturité du système immunitaire du bébé.

Par ailleurs, le nouveau-né reçoit les anticorps de sa mère à la naissance, d'autant plus s'il est allaité au sein ; ils peuvent alors contrarier l'action des vaccins reçus, ce qui nécessiterait pour le moins quelques pré-contrôles sanguins compte tenu des risques : typologie lymphocytaire et HLA, mesure des immunoglobulines... Par ailleurs, si le taux de gammaglobulines (IgG, IgA, IgN) est inférieur à 400 mg/dl, le système immunitaire n'est pas capable de fabriquer les anticorps constituant l'immunité humorale, objectif visé par la vaccination, sachant que l'immunité cellulaire, la plus importante, diminue pendant quelques semaines après la vaccination.

Pourquoi autant en même temps plutôt qu'un seul à la fois ?

Au moins par prudence, nous pensons qu'il serait opportun de ne pas pratiquer de vaccinations multiples en même temps, mais de procéder à une à la fois, espacée chacune de quelques semaines. Ceci pour donner la possibilité à l'organisme de réagir de façon appropriée à la maladie qu'on lui fait rencontrer artificiellement et de s'adapter avant la nouvelle épreuve.

De la même façon, considérer qu'un sujet d'âge avancé puisse être immunisé, en le vaccinant par exemple contre la grippe, est pure utopie. Avec le vieillissement, le système immunitaire devient toujours moins efficient, un fait indéniable dont il est indispensable de tenir compte.

Peu avant l'écriture de ces pages, un médecin proposa de vacciner contre le tétanos une dame, belle-mère et mère des auteurs, largement nonagénaire, vivant dans un fauteuil roulant et naturellement sans liens avec les professions de la mécanique ou de l'agriculture, deux secteurs qui pourraient mettre le sujet à risque en contact avec la maladie.

À propos du tétanos, maladie non immunisante et qui peut donc récidiver, nous avons un doute supplémentaire sur la compréhension de cette vaccination. Il n'est pas rare qu'un sujet transporté à l'hôpital, victime par exemple d'un accident de la route avec des blessures ouvertes, soit immédiatement vacciné contre le tétanos. L'acte mérite d'autant plus d'explication que si, à cause des blessures rapportées, cette personne est déjà entrée en contact avec le *Clostridium tetani*, le bacille agent pathogène responsable, elle est déjà en train de contracter la pathologie. Si on lui administre le vaccin, comme du reste conseillé dans le feuillet illustratif qui accompagne, par exemple, le vaccin Anatetall, voilà qu'on fait entrer dans l'organisme une dose supplémentaire de toxines tétaniques lesquelles, bien qu'étant inactivées (anatoxines), pourraient conserver en partie leur toxicité. Il faudrait aussi tenir compte, même en cas de succès, du temps d'installation de l'immunité de plusieurs jours, un délai qui pourrait être supérieur à celui généralement nécessaire à la maladie pour s'instaurer et se manifester (de trois à vingt et un jours).

Vaccins recherchent virus

Nous avons déjà parlé du vaccin anti-grippal, dont l'usage est encouragé par tous les moyens, avec d'ailleurs de moins en moins de succès, malgré les mensonges, tels les dix-huit mille morts de l'hiver 2015, quand l'Institut national d'études démographiques annonce pour ces dernières années trois cents à six cents décès annuels par grippe, en fonction de la virulence des virus en cause sur des personnes fragiles et de grand âge. Bien peu de gens sont au courant du fait déjà rapporté que les souches virales auxquelles on s'adresse sont celles déjà passées qui, entre-temps, ont muté et sont donc devenues inattaquables, comme ce fut le cas pendant l'hiver 2014/2015.

Les virus grippaux sont des virus à ARN, dont la particularité est de muter avec une fréquence extraordinairement élevée, ce qui rend difficile la création de vaccins durablement efficaces. Du reste, il est techniquement impossible de produire, encore moins d'expérimenter, un vaccin actif au regard du virus courant et, en conséquence, on doit se contenter de préparer une défense contre un ennemi hypothétique qui, très probablement, sera inexistant. Pendant l'hiver 2015/2016, le principal virus en cause fut le Victoria, absent du vaccin commercialisé.

Pour compléter l'information, il est nécessaire de signaler que les virus qui provoquent des symptômes similaires à ceux de la grippe, à savoir la fièvre, la toux, le rhume, le mal de tête, les douleurs musculaires et articulaires, sont quelques centaines et n'ont rien à voir avec la grippe cible du vaccin comportant généralement trois souches virales. Ces virus grippaux sont des organismes ultra-simples à huit gènes, porteurs de deux protéines à leur surface : les hémagglutinines H et les neuraminidases N ; il existe seize types de la première et neuf de la seconde avec autant de combinaisons possibles et, pour chacun de ces types, il existe un grand nombre de souches. Au mieux, les vaccins protègent contre les grippes A pandémiques et B localisées qui représentent 10 % de tous les virus circulants.

De la chair à vaccins

À propos de la façon d'administrer les vaccins, il est utile aussi de mentionner le cas survenu à Lodi en Lombardie durant l'été 2015. En raison du dysfonctionnement d'une armoire réfrigérée, une partie des vaccins conservés dans l'Agence sanitaire locale (ASL) fut congelée. Ceci enfreint les recommandations du producteur et même celles de l'Organisation mondiale de la santé. En conséquence, en raison d'un incident technique, ces vaccins étaient à éliminer. Au contraire, on les remît à température ambiante et on les injecta allègrement aux enfants à qui ils étaient destinés à l'origine. Puis, après que la nouvelle se fut répandue à un niveau hiérarchique supérieur, on fit rappeler les 144 jeunes protagonistes, tant involontaires qu'innocents, pour être revaccinés. La responsable de l'ASL, quant à elle, tranquillisa les familles en racontant que la congélation aurait tout au plus rendu moins efficace le vaccin et, avec cette double vaccination, les enfants seraient beaucoup mieux protégés. Au-delà des évidentes implications légales de l'événement, il est impossible de ne pas s'interroger sur la base de quelles expériences et études scientifiques on a pu affirmer de tels propos.

Inconséquence généralisée ?

La perception des vaccins d'une grande partie de la population est aussi très discutable. Si ceux qui sont convaincus qu'une vaccination immunise d'une maladie déterminée, nous ne comprenons pas la prise de position des parents d'enfants vaccinés qui ne voudraient pas voir scolarisés ceux qui ne le sont pas. En effet, si mon enfant est protégé, je n'ai rien à craindre des autres. Si je crains, c'est que je n'ai pas confiance dans la protection.

À propos encore de perception, en écartant les ingénus qui, malheureusement, existent en étant tellement convaincus qu'en s'injectant un vaccin donné, ils se protègent de la maladie correspondante, nous croyons qu'il est temps que les autorités sanitaires clarifient soigneusement le fait indiscutable que le vaccin, non seulement ne peut être efficace dans 100 % des cas, mais ne protège nullement contre toutes les souches de la maladie. Et quand une protection s'instaure, nous ne cesserons jamais de rappeler qu'elle ne dure que pendant une période limitée.

De la même façon doivent être informés ceux qui se vaccinent contre la méningite, une maladie dont, chiffres en mains, il n'existe aucune épidémie, en dépit de ce qui est affirmé de toutes parts. La méningite a de multiples origines et le vaccin, toujours dans la meilleure des hypothèses, ne vise que très peu d'entre elles. Informer de façon déformée ceux qui se vaccinent ne diffère pas d'un acte criminel, car cela leur donne l'illusion d'être en quelque sorte invulnérable et leur enlève l'idée de la constante nécessité de prendre les mêmes précautions que celles prises par les non-vaccinés. C'est un fait scientifique que seul celui qui a contracté la maladie de façon naturelle est effectivement protégé et seulement pour le pathogène responsable de cette maladie.

Enfin, en renvoyant aux lignes qui suivent sur quelques considérations à propos de la diatribe relative à l'utilité, à l'efficacité et à la potentielle dangerosité des vaccins, la pratique vaccinale est aujourd'hui conduite de façon incorrecte, avec un résultat constaté par de nombreux responsables praticiens indépendants : l'état général sanitaire des enfants peu ou pas vaccinés est bien meilleur que celui des enfants hyper-vaccinés.

Soulignons aussi que quatre vaccins (variole, diphtérie, tétanos et tuberculose) étaient administrés entre dix-huit mois et six ans dans les années cinquante, avec l'ajout de la polio après 1960 (obligation en 1964), contre actuellement une trentaine de valences vaccinales administrées et répétées la première année de vie, si l'on respecte toutes les recommandations...

Degré d'efficacité, bénéfices et risques des vaccins ?

La question est plus que raisonnable et la seule réponse de vérité à lui donner est que nous ne le savons pas. En fait, personne ne le sait. Peut-être parce qu'aucune classe de médicaments n'est affectée d'une littérature aussi manifestement distordue et non fiable et qu'aucun médicament n'est si peu expérimenté au regard des nécessités et, surtout, des caractéristiques qui lui sont propres. Pour se rendre vraiment compte de l'efficacité d'un vaccin et pour recueillir les données épidémiologiques du cas, il faut de nombreuses années, souvent même quelques décennies, et une très vaste population. Sur cet argument, il ne peut y avoir discussion vu que c'est Dame Nature qui en dispose ainsi.

Pour mettre en pratique des études de ce type, il faut beaucoup de temps et beaucoup d'argent, deux biens primaires qu'aucune industrie pharmaceutique n'est disposée à sacrifier et qu'aucune administration de contrôle n'est prête à mettre en place. Au contraire, ces mêmes administrations deviennent aujourd'hui toujours plus permissives avec toujours plus de largesses concédées aux laboratoires. La Food and Drug Administration (FDA), l'institution américaine qui contrôle les médicaments et donne l'autorisation de leur mise sur le marché, contrôle aujourd'hui beaucoup moins que ce qui serait nécessaire, en se justifiant et en soutenant que cela permet de mettre à disposition rapidement des médicaments essentiels pour la santé[99]. De plus, toujours aux États-Unis, il existe une proposition de loi avec un financement très important pour simplifier, accélérer et donc favoriser l'entrée sur le marché des

---

99. www.fda.gov/forpatients/approvals/fast/ucm20041766.htm

nouveaux médicaments[100]. La réalité est que les décisions de la FDA sont très rapidement adoptées par de nombreux autres pays et ceci toujours dans un contexte très favorable aux multinationales, celles qui, tout à fait officiellement, financent une grande partie des coûts des institutions et des laboratoires de recherche.

Nous l'avons déjà souligné à plusieurs reprises mais que l'on nous pardonne l'insistance, car le concept est d'importance fondamentale : du point de vue pharmacologique, nous pouvons sereinement affirmer que, comme pour n'importe quel produit médicamenteux, les vaccins aussi ne sont pas efficaces dans tous les cas. Celui qui trompe son prochain en lui promettant une invulnérabilité systématique après l'administration d'une vaccination commet un acte qu'il est impossible de ne pas qualifier d'escroquerie.

Le vaccin trivalent diphtérie-tétanos-coqueluche

Malheureusement, pour mille et une raisons, les effets pathologiques qui peuvent naître d'une vaccination ne sont déclarés que dans un pourcentage infime des cas. Cependant, on peut relever dans le rapport 2014 de 518 pages de l'AIFA, l'Agence italienne du médicament, publié en juillet 2015, que les nouveaux protocoles de pharmacovigilance italienne, salués par l'OMS, ont permis de placer les vaccins comme deuxième source d'effets secondaires des médicaments après les produits anticancéreux, avec 8 873 cas déclarés et confirmés au 31 décembre 2016, dont 90 % concernaient des enfants de moins de seize ans.

Parmi les onze plus fortes augmentations de cas par rapport à 2013, apparaissent trois vaccins : le MPR – ou ROR en France, Rougeole Oreillons Rubéole – avec + 299 % et 2 184 cas ; le vaccin vivant pour la varicelle, avec +569 % et 1 585 cas ; le quadrivalent, décrit plus haut et regroupant les deux précédents, avec +293 % et

---

100. 21st Century Cures Act.

1 214 cas ; cela donne, au total, une augmentation moyenne des effets collatéraux de 129 % pour les vaccins contre 16 % pour les autres médicaments.

De même, aux États-Unis, les Drs A. Hinman et J. Copezan annoncent dans le *JAMA*, sur les 3,3 millions d'enfants vaccinés annuellement avec ce DTCoq (Adacel Sanofi ou Boostrix GSK), 16 038 cas d'effets collatéraux de type crises aiguës et pleurs persistants montrant une irritation du système nerveux central et 8 484 cas avec des convulsions ou des états de choc dans les quarante-huit heures. En Afrique, ce vaccin est aussi mis en cause dans l'augmentation de la mortalité infantile. Nier une évidence aussi aisément démontrable affaiblit sérieusement la position de ceux qui promeuvent la pratique vaccinale.

Des vaccins dangereux selon... les notices

Par ailleurs, il suffirait de lire les notices accompagnant les vaccins, chose que ne fait apparemment que le typographe qui les transcrit pour l'impression, pour en trouver une longue liste, autisme compris, bien que ce soit bizarrement nié dans tous les sièges institutionnels et par les nombreux moyens de l'information médicale. Ceux qui liraient la notice (en anglais) du vaccin trivalent Tripedia (diphtérie, tétanos, coqueluche) trouveraient dans la liste des réactions adverses reportées durant l'usage post-approbation du vaccin : le purpura thrombocytopénique idiopathique, le SIDS[101], la réaction anaphylactique, la cellulite, l'AUTISME, des convulsions, les convulsions du grand mal épileptique, l'ENCÉPHALOPATHIE, l'hypotonie, la NEUROPATHIE, la somnolence et l'apnée.

Quand on réussit à obtenir un commentaire sur ce listing (même si les notices ressemblent souvent à un monologue extrait du *Malade imaginaire* de Molière), la réponse est que les industries

---

101. SIDS signifie « Sudden Infant Death Syndrome », soit le syndrome de mort subite du nourrisson (dans la liste des réactions, les majuscules sont de nous).

veulent seulement se protéger, réponse constituant une offense pour l'intelligence de qui la reçoit : il est impossible de ne pas se demander pourquoi on devrait prendre des précautions contre un risque s'il est inexistant.

La vaccination anti-coqueluche n'a pas protégé de la maladie

Un autre élément de perplexité est celui relatif à la coqueluche, maladie essentiellement infantile et relativement bénigne qui, comme toutes les maladies infectieuses, montre une incidence cyclique. Il existe un vaccin, jamais monovalent mais combiné à d'autres valences vaccinales sous forme trivalente diphtérie-tétanos-coqueluche, sauf en France, vendue sous la tétravalence DTC/Polio, pentavalente DTCP/*Haemophilus influenzae* b ou hexavalente DTCP/Hib/Hépatite B. Il fut introduit aux États-Unis alors même que les susnommés Centers Disease Control and Prevention constataient une maladie en diminution. Malgré des taux de couverture autour de 95 %, on assiste depuis quelques années à des flambées de coqueluche, qui est presque toujours immunisante mais dangereuse le premier trimestre après la naissance pour devenir banale ensuite.

Ainsi, la revue *Clinical Infectious Diseases*, dans son numéro on-line du 15 mars 2012[102] communiqua non sans stupeur que la Californie avait connu en 2010 un pic épidémique jamais observé depuis 1955 avec 9 154 cas déclarés, dont dix décès de nourrissons âgés de moins de deux mois. À l'analyse, il apparut que 81 % des cas étaient vaccinés, 11 % n'avaient pas terminé la série des six injections de vaccin à deux, quatre, six et dix-huit mois et à cinq et douze ans, et 8 % n'étaient pas vaccinés. Le laboratoire GSK, producteur du vaccin, émit un communiqué expliquant que dans plus ou moins 22 % des cas la vaccination est inefficace et que n'avait pas été réellement étudiée la durée de protection apportée par le produit.

---

102. http://cid.oxfordjournals.org/content/early/2012/03/13/cid.cis287.

Pour expliquer cette situation aux États-Unis, passés de 1 000 cas en 1973 à 11 000 en 2003, puis à 21 000 en 2012, soit la plus forte épidémie de coqueluche jamais enregistrée dans le pays depuis au moins cinquante ans[103], on avance plusieurs hypothèses, mais, à titre de curiosité, cette épidémie fut présentée comme la démonstration qu'il faut se vacciner contre la coqueluche, en omettant une particularité : la majorité des malades avait été vaccinée.

Le Pr James D. Cherry de Ucla avance dans le *New England Journal of Medicine* une diminution d'efficacité du vaccin acellulaire trois ans après la vaccination, position confortée par une très récente étude menée par des chercheurs canadiens et publiée par la Canadian Medical Association. Pour le chercheur allemand Dr Fritz Mooi et pour Jeff Miller du CDC américain, la bactérie serait devenue plus virulente, alors que Nicole Guiso, scientifique à la retraite de l'Institut Pasteur, a relevé la présence dans 20 % des cas d'un autre agent *Bordetella*, l'*Holmesii*, et non plus le *Pertussis* du vaccin. Et malgré tout, on continue toujours le même protocole vaccinal…

On a constaté aussi au Brésil, avec pourtant une couverture vaccinale supérieure à 96 % et un vaccin efficace à 80 %, une incidence annuelle de la coqueluche qui a progressé de sept cas par million d'habitants en 1996/2010 à trente-trois cas en 2011/2013. Le ministère de la Santé brésilien a donc, dans une note technique de vingt-deux pages de septembre 2014, introduit la vaccination des femmes enceintes fin novembre 2014 avec le vaccin DTCoq GSK, entre la vingt-septième semaine et vingt jours de l'accouchement, et dès la vingtième semaine pour les gestantes habitant loin des centres de vaccination, avec la mise à jour éventuelle pendant cette période du DT avec une ou deux injections à trente / soixante jours d'intervalle. Hormis le fait qu'on ne vaccine jamais les animaux gestants ou allaitants, on a constaté en parallèle une explosion des

---

103. http://www.ncbi.nlm.nih.gov/pubmed/22894554.

cas de microcéphalies néonatales à partir du printemps 2015, avec 387 cas en août 2015, 739 au 24 novembre, dont 65 % dans la région pilote[104] de Pernambuco de l'État défavorisé du Nordeste, pour atteindre 4 976 cas au 9 mars 2016. Cette anomalie cérébrale de naissance a très vite été imputée au virus Zika transmis par le moustique-tigre du type *Aedes Aegypti*, dont la variété *Albopictus* d'origine asiatique a envahi en quelques décennies et sans conséquences particulières tout le bassin méditerranéen, jusqu'à Paris. Pourquoi ne pas vérifier si toutes ces malheureuses mamans ont été vaccinées au DTCoq ? Cela constituerait un signal causal fort.

On veut même leur administrer d'autres vaccins ! Il est bon de rappeler qu'en France, l'arrêté ministériel du 28 février 1952, page 2 596 Chapitre 1 Paragraphe B, paru au JO du 5 mars, contre-indique toutes vaccinations aux femmes enceintes et allaitantes. Par ailleurs, il est fortement déconseillé à toute femme enceinte de consommer alcool et tabac et de prendre des médicaments pendant sa grossesse ; vacciner ne poserait donc aucun problème ? Pourtant, le fœtus agit comme un filtre et reçoit toutes les agressions extérieures de la mère...

L'Argentine a suivi la même pratique de vaccination que le Brésil... Et la liste devrait s'allonger... En janvier 2017, l'Office fédéral de la santé suisse recommande aussi ce vaccin au deuxième trimestre (éventuellement, au troisième trimestre) de **chaque** grossesse !

Est-il opportun de vacciner les enfants des pays émergents ?

On ne peut pas ne pas tenir compte de ces constats, et, en réalité, de tant d'autres semblables, en faisant semblant de rien ou en prenant des postures arrogantes. Si les vaccins, comme nous le pensons, sont une excellente idée du point de vue théorique, il est évident qu'il y a quelque chose qui ne va pas dans leur formulation

---

104. « Pilote », car elle a été la première région vaccinée.

ou leur production ou leur application ou dans les attentes dérivées de ces produits. Ne pas dénoncer leurs effets négatifs produit une image inexacte, souvent illusoire, et entrave la mise en œuvre d'actions de correction des éventuelles erreurs. Il est inévitable que tôt ou tard les jambes courtes des mensonges ralentiront la course et qu'un public toujours plus nombreux réclamera des réponses intelligentes à des questions désormais évidentes. Et certains programmes, aujourd'hui largement pratiqués pour apporter de l'aide à ceux qui en ont besoin, devraient véritablement être soumis à réflexion. Par exemple, quand on vaccine des enfants en rafale, spécialement dans certaines parties du monde, les risques augmentent. Vacciner des enfants qui habitent les vastes zones de l'Afrique est considéré universellement comme un acte admirable, mais on ne tient pas compte des innombrables sujets qui ont un système immunitaire déprimé en raison d'une alimentation insuffisante et de mauvaise qualité, et l'acte vaccinal devient alors à risques. De plus, nombre d'entre eux, une fois vaccinés, échappent ensuite au contrôle et à l'observation, et personne n'a une idée précise et documentée des conséquences de ces actions nées comme un acte de générosité.

Voici d'ailleurs un extrait d'une rare étude sur le sujet : « En restant sur l'argument des vaccinations pratiquées en Afrique, en ce qui concerne le trivalent contre la diphtérie, le tétanos et la coqueluche, il a été constaté chez les filles nouveau-nées avec un bon état nutritionnel, une mortalité supérieure, jusqu'à carrément atteindre le triple par rapport à celle de leurs congénères mal nourries et non vaccinées. Le rapport souligne comment l'introduction de ce vaccin DTCoq en Guinée-Bissau avait coïncidé avec une augmentation de 84 % de la mortalité. »[105]

---

105. Aaby, P., et al., *Early diphtheria-tetanus-pertussis vaccination associated with higher female mortality and no difference in male mortality in a cohort of low birthweight children : an observational study within a randomised trial*, Archives of Diseases in Childhood, doi : 10.1136/archdischild-2011-300646.

Il va de soi que nous n'avons pas d'éléments d'explication du phénomène, mais il nous paraît raisonnable qu'une autorité puisse au moins tenter d'en apporter une, à la condition d'un environnement honnête.

Les proches aussi

En poursuivant avec les risques dont on tient si peu ou aucun compte, c'est un fait que les virus atténués comme l'antipolio oral Sabin provoquent des effets délétères pour les proches du vacciné. Il y a quelques années, à la suite de la sentence 307/1990 de la Cour constitutionnelle, la mairie de Milan fut contrainte pénalement de dédommager la famille Oprandi à cause du décès du père Iside ayant contracté la poliomyélite par contact avec les fèces de son jeune fils David, qui avait reçu ce vaccin. Il est notoire que ce type de virus est éliminé par voie fécale et, bien qu'il soit atténué, il peut infecter les personnes qui viennent en contact.

Personne n'informe pourtant le public de ce risque, et ce vaccin est toujours administré dans les pays endémiques.

Les médecins vaccinateurs n'assument aucune responsabilité

Depuis quelque temps, certains ont commencé à opposer une attitude presque de provocation à l'égard de ceux qui encouragent la pratique vaccinale, de ceux qui, peut-être pas vraiment de façon légitime, l'imposent comme obligatoire, et de ceux qui exécutent l'acte vaccinal. De tous côtés arrive la proposition de demander au vaccinateur de souscrire un document dans lequel il assume toutes les responsabilités civiles et pénales de son acte, mais la réaction ne peut être que le refus. Il ne peut en être autrement, car, malgré toutes les assurances transmises du ministre de la Santé jusqu'à l'infirmier, les vaccinations sont notoirement non dépourvues de risques et, tant qu'il s'agit de bavarder, il y a toujours des volontaires, mais quand il s'agit d'être responsable, les choses changent drastiquement d'aspect. D'ailleurs, récemment en Autriche, des médecins scolaires refusèrent de vacciner, car leur responsabilité pénale peut désormais être engagée.

Seuls les pays d'Europe du Sud, Espagne exceptée, imposent les vaccinations

La plupart des pays européens : Suisse, Autriche, Luxembourg, Allemagne, Estonie, Pays-Bas, Grande-Bretagne, Irlande, Islande, Danemark, Suède, Finlande, Norvège…, considérés comme des phares culturels, n'imposent pas la vaccination, tout au moins en population générale, estimant que cet acte doit résulter d'une démarche volontaire. Ils se limitent à conseiller certaines vaccinations, évitant ainsi d'assumer la responsabilité qu'implique l'obligation forcée. En Europe occidentale, peu de pays maintiennent en vigueur l'obligation de se soumettre aux vaccinations : l'Italie, avec la diphtérie, le tétanos, la polio et l'hépatite B, même si, en pratique, il est devenu quasiment impossible d'éviter ou de s'opposer à des vaccinations supplémentaires, à cause des vaccins polyvalents imposés par le marché ; tout comme en France, pays des droits de l'homme et de la philosophie des Lumières mais très coercitif en la matière, malgré la loi Kouchner du 4 mars 2002, qui impose le DTP avec un vaccin retiré du marché en juin 2008 et le recours exclusif depuis deux ans à l'hexavalent, soit trois valences supplémentaires non obligatoires : coqueluche, *Haemophilus Influenzae* b et hépatite B ; le Portugal, qui impose la diphtérie et le tétanos ; et la Belgique, seulement la polio, qui a commencé d'ailleurs à être récusée devant les tribunaux.

Les autres pays européens se limitent à recommander, en s'appuyant éventuellement sur des campagnes d'incitation pour certaines vaccinations, chacun proposant un calendrier vaccinal différent, parfois avec des vaccinations dissemblables entre régions, et même un nombre différent d'injections pour le même vaccin, tel le Bexsero GSK anti-méningite B.

Les régions italiennes qui reconnaissent aux parents la liberté de choix

En Italie, l'obligation a été suspendue en Vénétie[106] le 1er janvier 2008 et les sanctions en cas de non-respect ont été abrogées dans les régions du Trentin/Haut-Adige, en Lombardie, dans le Piémont, en Toscane et Émilie-Romagne, dans les Marches, les Abruzzes, l'Ombrie et en Sardaigne, soit la moitié des régions et les deux tiers du territoire. Nième preuve qu'il n'existe pas d'argumentation claire sur le sujet, et qu'on est bien loin d'une vérité universelle. Cependant, sous la pression du lobby industriel, des évolutions risquent de se produire, en Italie comme en France, dont nous parlerons en fin d'ouvrage.

On vaccine pour six maladies, mais seules trois sont obligatoires en France et quatre en Italie

Nous confessons tout notre malaise et ne pouvons nous dispenser de constater que les comportements et les prises de position de ceux qui non seulement imposent les vaccinations mais prétendent en plus en ajouter par rapport à ce qui est prévu par la loi, ne trouvent aucune justification lorsqu'elle leur est demandée. Le seul fait très banal d'être incapable d'expliquer intelligemment pourquoi nos enfants sont vaccinés pour six maladies, alors que trois sont obligatoires en France (diphtérie-tétanos-polio) et quatre en Italie (hépatite B en plus) augmente encore plus notre perplexité. Les

---

106. Elle est aussi la première région italienne à avoir déposé un recours contre la loi d'obligation vaccinale à dix vaccins votée le 28 juillet 2017 – la politique vacci-nale était, jusqu'à cette loi, une prérogative des régions.

vaccinations supplémentaires sont pour l'*Haemophilus Influenzae* b et la coqueluche en Italie, avec l'hépatite B en plus en France.

Ce fut l'objet de la pétition du Pr Henri Joyeux, qui a recueilli 1 078 000 signatures à septembre 2016, pour un retour au DTP seul obligatoire, mais retiré du marché en juin 2008 après quarante-sept ans de commercialisation. La réponse rituelle est que les industries produisent seulement des vaccins hexavalents. Pourtant, ils sont bien peu utilisés dans d'autres pays.

Au niveau du droit, cependant, l'État a le devoir de fournir les seuls vaccins obligatoires, séparés des autres, alors qu'il feint de ne pouvoir le faire. Mais dans le cadre du programme vaccinal imposé, il faut bien expliquer le pourquoi de certains choix. La seule obligation à des vaccinations telles l'antipolio est difficilement justifiable, du fait que le dernier cas autochtone recensé en Italie remonte à 1982, et à 1989 en France, avec un cas importé en 1995 ; ou l'antidiphtérique, avec cinq cas en Italie entre 1990 et 2000 et aucun depuis 2000.

La demande formulée par certains de rendre obligatoires des vaccinations plutôt controversées comme celle du papillomavirus déjà évoquée ou celle des rotavirus, un agent pathogène responsable de diarrhées du nourrisson avec déshydratation conséquente contraignant un bambin sur quarante infectés à l'hospitalisation[107], apparaît pour le moins suspecte.

Rotavirus, rétropédalage en France

Pour ces rotavirus, le Haut Conseil de la santé publique (HCSP) a recommandé le 29 novembre 2013 la vaccination orale aux nourrissons de moins de six mois avec les vaccins Rotarlx GSK (deux doses) ou Rotateq Sanofi (trois doses), commercialisés respectivement depuis mai 2006 et janvier 2007. Au 31 octobre 2014, l'Agence nationale de sécurité du médicament (ANSM)

---

107. http://www.epicentro.iss.it/problemi/rotavirus/rotavirus.asp.

avait enregistré cinq cent huit effets indésirables post-vaccinaux, dont deux cent un graves, parmi lesquels quarante-sept cas d'invaginations intestinales aiguës ayant abouti à deux décès, dont un en 2012 mais signalé seulement en 2014. Le 8 avril 2015, le HCSP suspendait sa recommandation.

On peut s'interroger sur le pourquoi de cette recommandation puisque ces cas graves d'invaginations étaient connus depuis août 2010 pour le Rotarix et avril 2011 pour Rotateq, et que la Haute Autorité de santé (HAS) avait classé ces deux vaccins en « Service médical rendu » (SMR) insuffisant. D'ailleurs, le Vidal 2009 contre-indiquait déjà cette vaccination en cas d'antécédents d'invagination intestinale, mais comment les déceler chez un bébé de quelques semaines ? C'est bien la démonstration que les analyses de sécurité sont effectuées à l'usage et donc à posteriori et non avant la mise sur le marché.

En France, cette gastro-entérite infantile est responsable d'une douzaine de décès annuels par déshydratation à cause d'une intervention thérapeutique très souvent tardive.

Beaucoup de questions, aucune réponse

La bonne pratique médicale enseigne que les médicaments doivent être administrés seulement en cas de nécessité, et, de toute façon, il est bon de savoir qu'on ne plaisante pas avec eux. Pour nous qui considérons les médicaments avec respect, il est impossible de ne pas se poser quelques questions : quelle possibilité a un nouveau-né de contracter une hépatite B si la mère n'est pas infectée ou s'il n'a pas besoin de transfusion ? Quelle possibilité a-t-il de contracter des maladies désormais disparues ou d'une rareté absolue et pourtant l'objet constant de vaccination ? Y a-t-il du sens et, surtout, est-il éthiquement correct d'exposer le nourrisson aux effets collatéraux d'un vaccin ou, plus souvent encore, de plusieurs vaccins s'il n'y a pas de nécessité à les injecter ? Est-il honnête de laisser croire que la vaccination hexavalente est celle obligatoire quand la loi, là où elle existe, n'en impose non pas six mais seulement trois ou quatre ? Est-il honnête de dire qu'il n'existe pas la possibilité de pratiquer les vaccinations obligatoires séparément, maladie par maladie, quand cela est parfaitement possible ? Est-il correct de faire croire au public que la vaccination protège toujours et dans tous les cas d'une maladie déterminée ? Quelle est l'éthique de taire l'existence des effets collatéraux des vaccins, des effets indésirables pourtant rapportés par les producteurs eux-mêmes ?

À ces questions et à d'autres, posées sans intention polémique mais dans le seul but d'être informés par les spécialistes du sujet, nous n'avons jamais reçu de réponse un tant soit peu satisfaisante ; la plupart du temps, c'est même le silence absolu.

Remarque : Les vaccins ne subissent pas les contrôles imposés par la législation à tous les médicaments. En effet, ne sont pas requises les études de pharmacocinétique[108], de mutagénèse[109], de tératogénèse[110], de cancérogénèse[111], contre placebos **réels**, et les essais vaccinés / non-vaccinés.

À titre d'exemple, le Cervarix a été comparé dans les études de pré-lancement au Havrix A (Étude Patricia GSK) ; en Finlande, l'essai a été réalisé par rapport à l'Engerix B. Pour le Gardasil, la comparaison a été effectuée avec un placebo contenant la même quantité d'aluminium et les mêmes excipients. Pour les vaccins H1N1, les tests ont été faits par rapport aux autres vaccins anti-grippe. Le Prévenar a été comparé au vaccin de

---

108. La pharmacocinétique a pour but d'étudier le devenir d'une substance active contenue dans un médicament après son administration dans l'organisme.
109. La mutagénèse est le processus d'apparition d'une mutation et son étude.
110. La tératogénèse étudie les causes de malformation chez l'embryon.
111. La cancérogénèse étudie les causes de formation des cancers.

la méningite C. Le vaccin expérimental anti-malarique GSK a été testé sur deux groupes contrôles : d'une part, des enfants de cinq à dix-sept mois par rapport au vaccin rabique (contre la rage) souche Vero Sanofi ; et, d'autre part, des enfants âgés de six à douze semaines par rapport au Menjugate, le vaccin contre le méningocoque C (*The New England Journal of Medicine*, 17 novembre 2011).

Comment, avec de telles expérimentations, déceler les éventuels et véritables effets secondaires du vaccin à commercialiser ? Dans ces conditions, aucun médicament ne pourrait obtenir d'AMM.

Qu'étudient les médecins ?

Dans un temps aujourd'hui révolu, la plupart des recherches étaient menées dans la quasi-solitude du découvreur scientifique. Progressivement, et aujourd'hui plus encore, cela est devenu impossible, car les découvertes faciles et bon marché se sont épuisées, et les exceptions sont très rares. Ainsi, il est désormais indispensable de disposer d'appareillages toujours plus sophistiqués et de collaborateurs de plus en plus nombreux, avec les investissements que cela représente. Même les universités les plus prestigieuses se trouvent actuellement devoir fonctionner avec des restrictions budgétaires autrefois impensables.

Depuis de nombreuses années, la très grande majorité de la recherche médicale est donc financée en totalité par les industries pharmaceutiques, lesquelles prétendent en échange des résultats en adéquation avec leur business. Rien d'extraordinaire à cela : celui qui paie veut recevoir un retour sur son investissement. Le problème, cependant, est que cela se passe dans le domaine délicat de la santé, avec des prix qui dépassent aujourd'hui l'entendement.

À la différence d'autres métiers, les médecins peuvent compter sur la collaboration de la Nature, où existe depuis toujours une propriété commune à tous les êtres vivants, des organismes unicellulaires à l'homme, appelée « homéostasie », la tendance partagée par tous de revenir à un état d'équilibre et de bien-être quand, pour une raison quelconque, ils ont été perturbés. Il va de soi que l'organisme ne réussit pas toujours dans cette tentative, et la mort est l'inévitable défaite que nous avons en commun, mais, dans la majorité des cas, souvent sans nous en apercevoir, nous contractons des maladies et en guérissons spontanément.

Pour prendre un exemple, il n'est pas rare qu'à l'intérieur de notre corps se développent des cellules cancéreuses et que notre organisme les détruisent totalement à notre insu. Dans ses cours de physiologie, le fameux (ou tristement célèbre, selon les opinions) Pr Luigi Di Bella nous rappelait de temps en temps, à nous ses élèves, que « la majorité des patients guérira nonobstant vos traitements », avec ce « nonobstant » qui en disait long sur sa conception de la médecine telle qu'elle est souvent, voire trop souvent, appliquée.

Si un mécanicien ne diagnostique pas exactement le défaut dont souffre votre automobile et ne le répare pas correctement, il persistera et probablement s'aggravera. Si le médecin, au contraire, ne pose pas le bon diagnostic, il aura comme alliés la Nature et l'homéostasie pour le sauver d'un peu honorable insuccès. La tentative de sauvetage ne se résoudra pas toujours par le succès, mais, dans la plupart des cas, notamment les moins graves, personne ne s'apercevra de l'éventuelle erreur et le patient recouvrera la santé. Si c'est généralement un avantage, cela devient un handicap en quelque autre circonstance, par exemple lorsqu'on doit accumuler des preuves pour un médicament. Et les vaccins n'y font pas exception.

C'est ainsi qu'en médecine, il n'est pas toujours facile de distinguer le bon grain de l'ivraie, et à cela s'ajoute la falsification des résultats de bon nombre d'expérimentations. À ce sujet, il y a longtemps déjà, l'un de nous fut témoin de l'expérience sur un médicament qui aurait dû conduire à la contraction des muscles lisses de la vessie. Dans un récipient était disposée une bande de muscle dont les têtes étaient reliées à deux capteurs. Selon le programme de l'essai, en ajoutant le médicament à la solution de conservation du muscle, celui-ci aurait dû se contracter. En fait, aucune quantité du produit n'était capable de provoquer le moindre effet. Alors, sans vergogne, les expérimentateurs approchèrent les capteurs avec les doigts, et la pointe qui dessinait le graphique d'enregistrement traça la forme attendue par la maison pharmaceutique pour qui l'essai était conduit.

L'expérimentation sur les vaccins est insuffisante

Qu'une grande partie de l'expérimentation sur les vaccins soit insuffisante est un fait notoire. Ces expérimentations ont besoin de grands nombres et de beaucoup de temps. En supposant qu'un vaccin induise statistiquement un effet collatéral important ou même la mort d'un sujet sur 5 000 ou 10 000 personnes (ce qui serait un fait grave), il est évident que si l'expérimentation est conduite comme on le fait souvent sur un échantillon inférieur de quelques milliers de personnes, à fortiori sur quelques centaines, voire quelques dizaines, on n'obtiendra pas de résultat statistiquement significatif. Beaucoup de temps, en fait, plusieurs années sont indispensables à cause du temps nécessaire à la biologie pour suivre une maladie, y compris ses phases oscillatoires. Au moment de la mise sur le marché du vaccin contre l'hépatite B, les deux producteurs Merck Sharp & Dohme et Smithkline Beecham présentèrent des expérimentations chez les enfants de moins de dix ans ayant duré respectivement cinq et quatre jours.

Ceux qui réclament la mise en place d'études randomisées sérieuses sur les vaccins s'entendent régulièrement répondre que ces études sont éthiquement condamnables. Pourquoi, en effet, refuser pour un certain temps la possibilité d'être vaccinés ? Il est évident que cette question, formulée en guise de réponse, implique la certitude absolue que le vaccin est efficace et dépourvu d'effets délétères, justement ce qui doit être démontré. Ainsi, on met dans le commerce des produits dont, que cela plaise ou non, on ne sait rien ou pas suffisamment. À titre d'exemple, pour le vaccin contre le papillomavirus, des études un peu plus approfondies, telles celles recommandées par le Vaccine Safety Committee, Division of Health Promotion and Disease Prevention, ne seront disponibles qu'en

2020, soit une quinzaine d'années après le début de la distribution du produit. Ces quinze années sont un temps acceptable pour la biologie mais pas pour le business, et, de nos jours, il l'emporte haut la main.

Aucun vaccin n'est contrôlé ni sûr, il n'existe pas d'études indépendantes

En 1993, le Vaccine Safety Commitee déjà cité sortit un rapport où il soutenait qu'aucun vaccin pédiatrique commercialisé à l'époque aux États-Unis n'était accompagné d'études cliniques contrôlées, qu'il manquait des données concernant leur sécurité, que les études épidémiologiques réalisées étaient tout à fait insuffisantes, et qu'étaient absents les systèmes de contrôle sur la sécurité effective de ces médicaments[112].

En 1998, les Centers for Disease Control and Prevention (CDC) écrivait candidement que les études indépendantes visant à certifier la sécurité des vaccins, n'existent pas. Ceci dans une lettre adressée le 23 septembre 1998 par le Dr Croft Woodruff à la liste de diffusion *Vaccine Information and Awareness*. Et c'est sur de telles certitudes que se base l'information médicale courante !

En poursuivant sur le thème de la perplexité, qu'une fraction non négligeable de l'expérimentation pharmaceutique soit fausse est un secret étrange, car il est connu par tous les opérateurs du secteur.

La littérature scientifique est fausse

The Lancet, une des plus prestigieuses revues médicales, publia en avril 2015 sous la signature de Richard Horton, son rédacteur en chef, un article[113] sur les publications médicales qui vaudrait la

---

112. Tétanos, diphtérie, polio, hépatite B, *Haemophilus influenzae* b, rougeole, oreillons et rubéole.
113. *The Lancet*, vol. 385, 11 avril 2015.

peine d'être appris par cœur et récité comme mémento avant de mentionner les résultats de telle ou telle expérimentation. Voici la traduction du début de l'article :

« *Une grande partie de ce qui est publié est faux*. Je n'ai pas l'autorisation de révéler qui a prononcé cette affirmation, car il nous avait été demandé d'observer les règles de Chatham House[114]. Il nous avait été aussi demandé de ne pas photographier les diapositives. Ceux qui travaillaient pour des organismes gouvernementaux implorèrent que leurs commentaires restassent anonymes, car l'approche des élections britanniques signifiait pour eux de vivre dans le *purdah*[115] – une situation glaçante de restrictions de la liberté de parole imposées à quiconque est rémunéré par l'État. Pourquoi la préoccupation paranoïaque pour le secret et l'anonymat ? Parce que ce symposium sur la reproductibilité et la fiabilité de la recherche biomédicale tenu à Londres auprès du Wellcome Trust la semaine dernière a touché l'un des arguments les plus délicats de la science aujourd'hui : l'idée que quelque chose ait fondamentalement mal tourné avec une de nos plus grandes créations humaines. »

Et un peu plus loin : « Beaucoup de littérature scientifique, peut-être la moitié, peut simplement être fausse. » L'article continue en décrivant le pourquoi des faussetés dans le champ médical, en énumérant une série de motifs, parmi lesquels le conflit d'intérêts. Il intervient inévitablement sur la dépendance économique que l'industrie pharmaceutique fait peser sur le chercheur et sur ses publications, une recherche – poursuit Horton – dont les données sont adaptées au gré de la théorie à soutenir, et il affirme aussi que les revues médicales repoussent les articles qui, au contraire, rapportent les choses comme elles sont réellement.

---

114. La « Chatham House Rule » est une convention qui remonte à 1927 et réglemente la confidentialité relative à la source d'informations confidentielles échangées en réunions tenues à huis clos.
115. Terme indien utilisé en anglais pour définir la période pré-électorale pendant laquelle un mandataire de l'État ne peut faire de déclaration.

L'article se termine ainsi : « La bonne nouvelle est que la science (médicale) commence à prendre au sérieux ses pires défauts. La mauvaise nouvelle est que personne n'est prêt à faire le premier pas pour nettoyer le système. »

Mais Horton n'est pas le seul à dresser ce constat. La Dr Marcia Angell, pendant de nombreuses années chef du *New England Medical Journal*, autre revue médicale de prestige, écrivait : « C'est simple, on ne peut plus croire à une grande partie de la recherche clinique qui est publiée, ni se fier au jugement des médecins de confiance ou influençant la ligne officielle médicale. Je ne me réjouis pas de cette conclusion à laquelle je suis arrivée lentement et avec réticence après mes deux décennies en tant que directrice du *New England Medical Journal*.[116] »

« Souvent, les revues médicales ou les industries pharmaceutiques qui financent la recherche omettent de rapporter les résultats négatifs d'un nouveau médicament ou d'un nouveau procédé pouvant entraîner plus de préjudice que d'utilité » publie *Science*[117] de son côté.

Plus étroitement lié à ce qui est l'argument de ces pages, il est important de souligner ce qu'affirme Lucija Tomljenovic, chercheuse du Groupe de recherche Dynamics auprès du département d'Ophtalmologie et des sciences visuelles de l'université de British Colombia. Selon elle, les producteurs de vaccins, les firmes pharmaceutiques et les autorités sanitaires sont parfaitement au courant des dangers associés à l'emploi des vaccins dans la population[118].

Sans trop insister sur le sujet, John Ioannidis, de la Stanford University, a écrit : « Actuellement s'accroît la préoccupation que les résultats des recherches publiées soient faux et que dans la

---

116. http://www.ncbi.nlm.nih.gov/pmc/articles/PMC2964337/
117. http://www.livescience.com/8365-dark-side-medical-research-widespread-bias-o-missions.html
118. http://nsnbc.me/wp-content/uploads/2013/05/BSEM-2011.pdf

recherche moderne ces faux résultats pourraient représenter la majeure partie des publications. 80 % des études de recherche non randomisées[119] (le type d'étude le plus commun) et 25 % des études randomisées sont inexactes. Je reste incrédule : ces études sont publiées dans des revues médicales reconnues et importantes. Ces chiffres indiquent qu'une grande partie de ce qui est prescrit par nos médecins est incorrecte. »[120] Et J. Ioannidis poursuit en affirmant qu'assez fréquemment, les chercheurs publient des résultats en déclarant qu'ils proviennent d'une recherche alors qu'en réalité, ce n'est pas le cas.

Seulement après 60 000 morts est retiré le Vioxx, mais les profits du producteur pharmaceutique ont augmenté

Quiconque fait de la médecine un business multimilliardaire sait bien qu'il n'est pas facile de vérifier l'efficacité ou l'éventuelle nocivité d'un médicament, même si, de temps à autre, l'aspect négatif des choses remonte à la lumière. C'est le cas, parmi d'autres, du Vioxx, l'anti-inflammatoire produit par Merck, à qui l'on doit des conséquences terribles : au minimum 60 000 morts dans le monde, dont 40 000 aux États-Unis, plus des centaines de milliers de malades[121] – c'est la même multinationale qui a sorti le vaccin contre le papillomavirus[122]. Il est stupéfiant de constater que

---

119. Dans une étude randomisée (très mauvais adjectif adapté à l'oreille de l'anglais), on évalue l'efficacité d'un médicament en divisant les volontaires à l'essai en deux groupes qui doivent être les plus homogènes possibles : l'un reçoit le médicament qu'on expérimente, et l'autre un traitement de contrôle avec un médicament d'effet connu ou avec un placebo. Pendant tout l'essai, ni les participants, ni les expérimentateurs ne doivent savoir quel est le médicament et quel est le contrôle. Après, on évalue les données.
120. http://journals.plos.org/plosmedicine/article ?id=10.1371/journal.pmed.0020124
121. http://www.drugwatch.com/vioxx/lawsuit
122. www.theweek.co.uk/us/46535/when-half-million-americans-died-and-nobody-noticed

le Vioxx ne fut pas retiré sur ordre de l'autorité sanitaire mais, et seulement en 2004, par le producteur qui, comme en témoignent les échanges de messages entre les fonctionnaires de haut niveau, était au courant du problème depuis 1999.

L'information scientifique auto-promotionnelle

C'est dans cette situation certes peu réconfortante que naissent les articles publiés dans les revues spécialisées, les livres, les congrès et jusqu'aux cours universitaires. Du reste, comme déjà signalé, les industries pharmaceutiques sont aujourd'hui les seules à posséder les finances nécessaires et peuvent donc se permettre de modeler à leur guise la culture médicale. Depuis des années également est en vigueur le système de « l'impact factor », un paramètre numérique indiquant le prestige d'une revue et, en conséquence, l'argent auquel l'éditeur peut prétendre pour publier un article. En d'autres termes, ce chiffre provient de la quantité de citations que les divers articles reçoivent de la part des autres auteurs. En tenant compte du fait que celui qui publie sur des revues de haut impact factor jouit de prestige et qu'il convient à tous, auteurs comme éditeurs, de s'appliquer à faire grandir cet indice, il devient alors coutumier, et c'est même une preuve de savoir-vivre, de citer à chaque instant les articles des amis, assuré de l'être en retour.

Enfin, presque systématiquement les articles médicaux citent une longue série d'auteurs dont bon nombre sont insérés sans jamais avoir participé à la recherche ni même à la rédaction du texte ; alors ils renvoient l'ascenseur en étant toujours prêts à ajouter dans leurs propres articles les noms de ceux qui leur ont témoigné ces gentillesses. Faire progresser l'impact factor devient un jeu semblable à ceux du vote téléphonique. À titre d'exemple, l'Italie est l'un des dix pays au monde avec des groupes de recherche qui publient dans les revues d'impact factor majeur[123]. Et pourtant, les universités italiennes ne se situent pas dans les cent premières au niveau mondial. Ce n'est pas le seul pays dans la même situation...

De temps à autre, il paraît toutefois des articles critiques[124, 125, 126], mais, dans le fond, le système n'a pas le moindre intérêt à changer les choses. C'est ainsi qu'un principe né sain a progressivement été perverti.

Les études et les recherches indépendantes sont difficilement publiées

Une autre entrave à la liberté de publier les résultats des bien rares recherches indépendantes qui restent aujourd'hui, est celui des révisions des articles adressés aux revues. Celles-ci sont soumises au filtre de « pairs » (« peer review »), c'est-à-dire de spécialistes présumés experts du sujet en question. Si, du point de vue purement théorique, ceci est impeccable, les choses se déroulent bien autrement dans la pratique.

Étant donné le système en vigueur, lorsque l'article proposé heurte les intérêts des contrôleurs ou, plutôt, de ceux qui les sponsorisent, il sera inexorablement repoussé.

Il arrive aussi parfois que le sujet proposé est tellement innovant qu'il peut ne pas être entièrement compris par celui qui devrait être un pair, mais, en fait, est loin de l'être. Il pourra sembler curieux que de grands journaux spécialisés, tels le *Journal of the Royal Society of Medicine*[127], qui utilisent en règle générale le système, et

123. www.elsevier.com/connect/report-how-do-the-large-research-nations-compare

124. www.editage.com/insights/why-you-should-not-use-the-journal-impact-factor-to-evaluate-research

125. http://occamstypewriter.org/scurry/2012/08/13/sick-of-impact-factors/

126. https://dspace.lib.cranfield.ac.uk/bitstream/1826/4351/1/Impact_factors-a_critique_2009.pdf

127. http://www.ncbi.nlm.nih.gov/pmc/articles/PMC1420798/

des quotidiens importants comme *The Guardian*[128] soient à ce point critiquables. Quoi qu'il en soit, nous craignons que les critiques soient inutiles, car les meilleures intentions résistent mal aux intérêts économiques, au pouvoir et à la carrière.

---

128. http://www.theguardian.com/science/2011/sep/05/publish-perish-peer-review-science

Vaccins, oui ou non ?

C'est la question, une véritable obsession, qui nous arrive chaque jour par rafales. Notre réponse, invariablement, est : « Faites ce que bon vous semble. » Le seul conseil que nous pouvons vous donner en toute sérénité est celui de vous informer minutieusement, de le faire sans avoir peur d'insister jusqu'à obtenir des réponses intelligentes et sincères, sans vous laisser intimider. La santé est vôtre et vous n'avez aucune obligation de la mettre aveuglément entre les mains de quiconque. Et plus importante encore est celle de vos enfants.

Celui qui pose des questions est maltraité ?
Nous trouvons pour le moins extravagant que le fait de poser des questions équivaut à passer pour être « contre les vaccins ». Si les vaccins sont la panacée que, peut-être à juste raison, l'on prétend qu'ils sont, on ne voit pas pourquoi il devrait y avoir des problèmes à répondre à chaque question et à chaque doute, sans artifice rhétorique, sans suffisance, sans mensonge ni autre réticence.

Nous croyons que personne ne peut nous retirer le droit de souligner les nombreuses incertitudes qui entourent la discipline et que nous-mêmes, en allant mettre le nez dans les ampoules, partageons au moins en partie. « Incertitudes » signifie qu'il existe des points, parfois énormes, qui restent opaques. Or, le sujet des vaccins est trop important pour se contenter d'une telle situation ou s'incliner devant un injustifiable principe d'autorité. Que ceux qui ont le devoir d'expliquer honnêtement les choses s'en acquittent et nous serons tous en mesure de comprendre. Que ceux qui ont des objections concernant nos analyses fassent ce qu'il est d'usage de faire dans le domaine scientifique : qu'ils les refassent !

La médecine n'est pas une religion, vacciner n'est pas un acte de foi

S'il est vrai que d'un côté des deux positions, les vaccins sont inculpés ingénument de tous les maux de la terre, et par des gens qui n'ont pas la moindre compétence pour le faire, de l'autre côté, on répond avec arrogance et parfois un grotesque « Vous ne savez pas qui je suis ! », accompagné de mensonges trop cousus de fil blanc pour prétendre à un seul brin de crédibilité. Le fait de refuser d'entrer dans les explications et d'exiger que de purs actes de foi soient acceptés comme une vérité scientifique disqualifie cette position. Médecine et religion sont deux choses différentes.

Les dommages du vaccin existent

Feindre qu'il soit vrai que des milliers de vies ont été abîmées par les vaccins est un autre acte de faiblesse. Même les tribunaux le certifient, et si cela ne constitue pas une preuve irréfutable, il est permis de penser que les juges ont bien soupesé les faits avant d'émettre leur sentence, y compris en consultant les personnes autorisées. À notre avis, la réponse honnête et crédible à ces tragédies pourrait être que les vaccins sont mal élaborés, qu'ils sont mal proposés, qu'ils sont tout autant mal administrés et qu'il suffirait de corriger les erreurs pour ne plus courir de risques. Mais la question que nous nous posons, arrivés à ce point, est : existe-t-il la volonté de les corriger ? Au fond, au moins pour ce qui nous est étroitement lié, éviter que des particules indésirables se retrouvent dans les produits finis est chose d'une extrême simplicité. Le vaccin pour les chats en est la démonstration.

Vaccins et corruption

Dans ce livre, nous avons évité de parler de corruption, un argument qui, ailleurs, par exemple en France, est en train de devenir central dans la manière de traiter ainsi du domaine des vaccins, comme dans d'autres secteurs de la médecine. Nous n'avons pas approfondi les nombreux scandales sanitaires qui ont entaché l'image de la médecine, ni n'avons parlé des millions de doses de vaccins achetées à plusieurs endroits au niveau national et demeurées inutilisées[129, 130]. Rappelons qu'en France, en juillet 2009, quatre-vingt-quatorze millions de doses du vaccin H1N1 ont été commandées, plus quarante-quatre millions en option. Sur ce total, seules six millions ont été utilisées, cinquante annulées, vingt-huit incinérées et le reste donné à l'OMS. Et nous n'avons pas parlé non plus de l'argent que les organisations de contrôle reçoivent ou ont reçu pour autoriser certaines expérimentations dans leur pays[131]. Nous avons juste fait allusion aux fausses alarmes et aux épidémies inventées, mais si, aujourd'hui, les vaccinations sont en recul, si petit soit-il et seulement pour les vaccinations non obligatoires[132], la principale raison de cet avertissement de repli réside dans l'attitude obtue et myope des autorités sanitaires, des médecins et des fonctionnaires des structures publiques. Ainsi qu'une forme de connivence qui leur est accordée par certains médias.

Nous avons totalement ignoré un argument qui nous est souvent avancé par les « complotistes » : « Les particules que vous trouvez dans tous les vaccins sont introduites délibérément pour rendre malades les enfants, afin de les rendre clients chroniques et captifs des industries pharmaceutiques. Le fait qu'il n'y a rien dans le vaccin

---

129. http://milano.republica.it/cronaca/2015/05/09/news/vaccini-113936828/
130. www.orizzonteuniversitario.it/2010/09/03/linfluenza-del-ministro-h1n1-vaccini-inutilizzati-per-milioni-di-euro/
131. Par exemple, lire Greenberg D.S., *Dubious ethics in NIHs foreign vaccine trials*, in *Science & Government Report*, vol.XXIV, 1994.
132. http://www.famigliacristiana.it/articolo/crollo-dei-vaccini-pediatrici-i-dati-lo-smentiscono.aspx

pour les chats en est la preuve : quel intérêt y aurait-il à ajouter une préparation pour un chat qui a une vie plus courte que l'humain et que, de toute façon, personne ne soumettrait à des traitements chroniques coûteux ? » Nous voulons croire que tout cela n'est que fantaisie, à peine digne des pires livres d'horreur, et nous l'évoquons juste parce que nous rencontrons ces propos.

Mais, « complotistes » ou pas, les gens sont indubitablement moins disposés à être embobinés que l'on se l'imagine : ils commencent à s'informer auprès de sources diverses même si, à l'ère d'internet où n'importe qui peut obtenir de la crédibilité à bon compte, le phénomène n'est pas sans risque. Néanmoins, en utilisant de plus en plus leur esprit critique, tôt ou tard, le tapis sous lequel on continue de cacher tant d'immondices deviendra trop étroit. Pour cela et pour mille autres raisons, les êtres doivent être traités avec respect.

Quels que soient les propos tenus par les uns et les autres, à la différence de la majorité de ceux qui pontifient *ex cathedra* sur le sujet, nous produisons des données et elles ne prêtent à aucune équivoque. Que l'on y réponde de manière honnête et responsable.

Nous l'avons déjà écrit et l'avons répété des milliers de fois : on ne joue pas avec les médicaments. On nous a enseigné qu'il n'existe aucun produit médicinal qui n'ait pas d'effet indésirable distant des effets thérapeutiques. On nous a appris qu'il faut toujours mettre en balance ces effets en comparaison à l'utile et au bénéfice qu'on en attend, le fameux rapport bénéfice/risque. Si l'opération est réalisée honnêtement et observée tout aussi loyalement, on ne peut pas ne pas s'apercevoir que, dans bien des cas, le plateau le plus lourd est celui des effets dommageables. Cela ne signifie nullement condamner la médecine et la pharmacie, mais simplement dénoncer les abus. Des abus dont font partie, pour donner un exemple, ces médicaments extraordinaires que sont les antibiotiques et, nous le craignons, probablement aussi les vaccins.

Nous sommes convaincus que les vaccins ont un fondement

biologique solide et que, comme de nombreux autres médicaments, ils peuvent donner de bons voire d'excellents résultats, si on les utilise avec intelligence, une intelligence qui, aujourd'hui, nous paraît remplacée par le dogmatisme et l'intérêt financier.

La médecine doit être personnalisée

La discipline de la nanopathologie, dont nous sommes les fondateurs, prévoit une application personnalisée de la médecine, un mode d'action où chaque sujet est un univers en soi et doit être traité en tant que tel. Nous sommes parfaitement conscients du fait que, de prime abord, cela puisse signifier un coût par patient sensiblement plus élevé qu'en médecine « de série », telle qu'elle est pratiquée aujourd'hui, où chaque sujet est considéré comme la reproduction fidèle d'un modèle universel devant forcément fonctionner dans les limites indiscutables des lignes directrices et des protocoles fixés. À la longue, cependant, ces coûts se révèlent un lourd fardeau pour la collectivité, et les « déchets de production », ainsi qu'est parfois appelé le trop grand nombre de sujets qui n'obtiennent pas de résultats de la médecine aveugle, sont purement abandonnés ou effacés des mémoires, et même réduits jusqu'à ne plus exister.

Cette approche pourrait vraisemblablement apporter des résultats supérieurs qualitativement à ceux d'aujourd'hui et contribuerait parallèlement à la réhabilitation de la dignité du médecin, qui recommencerait à exercer la profession peut-être la plus difficile et absorbante au monde, en laissant de côté le rôle de dispensateur automatique de diagnostics et thérapies.

Et nous ne pouvons que souhaiter que les vaccins, comme du reste de nombreuses autres classes de médicaments, soient soumis à un check-up serein sans influence externe. C'est seulement au travers d'une catharsis que l'on pourra obtenir le meilleur de ces médicaments.

Pour l'heure, on assiste à des manifestations d'hystérie collective basée sur rien. D'un côté, on trouve le politique, l'opérateur sanitaire voire l'homme de la rue, qui voudraient augmenter démesurément les obligations vaccinales et imposer des sanctions fantaisistes aux parents refusant de vacciner leurs enfants, de la perte de l'autorité parentale au refus de leur scolarisation. On y trouve aussi ceux voulant radier de l'Ordre professionnel ces médecins qui exercent leur droit critique en avançant prudemment sur le chemin des vaccins.

De l'autre côté, à droit égal, certains proposent la prison pour les fabricants de vaccins contaminés de débris métalliques ; pour ceux qui en commercialisent sans déclarer tous leurs composants ; pour ceux qui mettent en circulation des vaccins sans avoir fait l'expérimentation que réclame la biologie ; pour ceux qui autorisent leur commercialisation sans que soient terminés tous les tests de contrôle ; pour les fonctionnaires des institutions de surveillance qui ont en mains de la documentation embarrassante et enterrent les dossiers ; pour ceux qui injectent des vaccins pollués ; pour ceux qui vaccinent sans avoir évalué de façon exhaustive si la personne n'est pas déjà immunisée contre la ou les pathologies ; pour ceux qui pratiquent les vaccinations de façon illégale (par exemple, un hexavalent à la place du trivalent DTP, seul obligatoire) ; pour ceux qui, malgré leur obligation, ne déclarent pas les cas d'effets délétères des vaccinations, ou qui ne parlent que des risques hypothétiques de maladies souvent disparues sans jamais annoncer les risques réels des vaccins ; pour ceux qui donnent des informations fausses ou incomplètes[133], ou par exemple en leurrant le sujet sur le fait d'être protégé contre une maladie et non contre seulement quelques souches de celle-ci, voire une seule assez fréquemment, ou en

---

133. Ils sont nombreux. Par exemple, lire l'éditorial du Pr François Bricaire, ancien chef de service infectiologie à l'hôpital de la Pitié-Salpêtrière à Paris et membre de l'Académie nationale de médecine, dans le *Paris Match* n° 3516 du 6 octobre 2016, page 119.

ne déclarant pas qu'aucun vaccin n'est actif pour tout le monde ; pour ceux qui vaccinent des personnes qui, en raison de l'âge, ne pourront jamais être ainsi immunisées ; pour ceux qui jouent sur les peurs en déformant les données réelles (par exemple « mourir DE la rougeole », au lieu de « mourir AVEC la rougeole », et c'est pareil pour la coqueluche) ou en racontant des histoires sur des épidémies tout à fait inexistantes (par exemple, celles de méningites jamais vérifiées) ; pour ceux, à titre de personnes autorisées, émettant des prophéties d'épidémies catastrophiques qui ensuite ne se réalisent pas.

Nous sommes convaincus que tout ce folklore doit finalement cesser pour laisser la place à des données certaines issues de recherches sérieuses et totalement indépendantes. Sans vouloir nous engager à disserter sur la corruption, nous croyons qu'on ne peut pas laisser un thème aussi délicat dans les mains de politiciens non préparés, de parents hystériques ou de ceux qui ne trouvent dans les vaccins seulement qu'une source de profit. D'où qu'ils viennent, que les responsables s'expliquent et prennent les décisions dans l'intérêt de la santé publique.

Chapitre 13

De l'inefficacité des institutions sanitaires avec des conflits d'intérêts majeurs, à une justice sous contrôle

Face à la multiplication des scandales sanitaires, un constat s'impose : nos institutions sont incapables d'assurer les contrôles nécessaires pour protéger la santé publique. Que ce soit dans le domaine environnemental, alimentaire ou celui des médicaments, elles cherchent toujours à minimiser les effets néfastes constatés, et semblent ainsi d'abord privilégier les intérêts privés des multinationales, au détriment des intérêts des populations, qui réclament le maximum de transparence et de vérité. Les conséquences pour la collectivité sont immenses, tant au niveau humain que financier. Et quand la justice est saisie, c'est toujours la même chape de plomb qui sert à dégager la responsabilité de l'État, avec des experts nommés officiant dans ces institutions malgré leurs liens d'intérêts auprès des lobbies.

Dans toutes ces procédures, les sentences tombent, sans vergogne, laissant les victimes désemparées avec un déficit démocratique insupportable : relaxes dans les affaires de l'amiante, du sang contaminé, de l'hormone de croissance ; non-lieu, après dix-huit ans de procédure, dans l'affaire de la vaccination de masse 1994/1998 contre l'hépatite B et ses conséquences de scléroses en plaques notamment ; classement sans suite dans l'affaire du vaccin Gardasil... L'État toujours responsable mais jamais coupable ! Et rarement condamnable, malgré les preuves accablantes. Sans compter les réformes de structure toujours annoncées jamais réalisées, dont les organisations sanitaires trop nombreuses et, par voie de conséquence, irresponsables. Après le Médiator, l'AFSSAPS est devenue l'ANSM, mais, factuellement, rien n'a changé, elle ne semble pas chercher à comprendre ce qui ne fonctionne pas, voire essaierait d'étouffer les affaires comme celle du laboratoire Bial / Biotrial de l'essai de Rennes, en faisant pression sur les médias tels *Médiapart* ou *Le Figaro*, selon ce qui en est dit dans la presse.

La pharmacovigilance ne fonctionne pas comme le déclare au quotidien *Les Échos*[134] en septembre 2016 l'épidémiologiste et biostatisticienne Catherine Hill de l'Institut Gustave-Roussy, à propos de l'affaire de la Depakine Sanofi chez les femmes enceintes, où les cas de *spina bifida* ont été déca-multipliés et ceux de malformations et de troubles neuro-comportementaux au moins triplés. En matière vaccinale, c'est dramatique, la très grande majorité des effets collatéraux ne remontent pas à l'ANSM.

Pour montrer le degré de turpitude atteint, développons l'affaire du vaccin Méningitec, contre la méningite C, racheté en 2012 à Pfizer par le laboratoire Nuren Biotech siégeant à Amsterdam, avec l'usine en Allemagne et CSP, le distributeur pour la France situé à Cournon, près de Clermont-Ferrand. Le 26 septembre 2014, l'ANSM fait retirer du marché vingt-et-un lots, tandis que d'autres lots sont retirés dans les dix-sept autres pays où il est commercialisé, à des dates étalées sur un trimestre, ce qui témoigne d'aucune centralisation décisionnelle, au moins au niveau européen. Seuls cinq pays décident de retirer tous les lots du vaccin fin septembre : Suisse, Angleterre, Australie, Nouvelle-Zélande et Malte. En cause, une pollution de couleur marron d'oxyde de fer (= rouille) et d'oxydes d'autres métaux présents dans l'acier inox de l'aiguille (chrome, nickel).

Dans les mois qui suivent, plus de six cents plaintes sont déposées devant le TGI de Clermont-Ferrand par les familles dont les enfants présentaient des troubles de santé.

À cause du retrait des lots, le vaccin tombe rapidement en rupture totale de stock national. Il revient éphémèrement sur le marché en

---

134. *Catherine Hill : « La pharmacovigilance ne fonctionne pas », Les Échos.fr*, 12 septembre 2016.

mai 2015 avant d'être définitivement suspendu le 31 juillet 2015 et remplacé alors dans les prescriptions par le Neisvac Pfizer, renfermant d'ailleurs quatre fois plus d'aluminium.

Dès son retour sur le marché en mai, j'appelle la Direction générale de la santé (DGS) pour tenter d'en savoir plus sur cette pollution. La grande spécialiste de la méningite[135] du ministère me confirme la présence de cette rouille dans le vaccin, mais sur un ton aussi désinvolte que s'il s'agissait d'un peu d'eau dans du vin ! Cela n'avait apparemment pas grande importance... Étant en possession des analyses italiennes du Dr Montanari qui montrent dans cinq lots différents de Méningitec (trois incriminés et deux non concernés par le retrait), la présence de nanoparticules à base de tungstène, plomb, fer, nickel, chrome..., j'en informe mon interlocutrice qui m'indique ignorer le problème et me renvoie vers le service vaccins Biovac de l'ANSM. J'ai cherché en vain de mai jusqu'à octobre à joindre un responsable de ce service : barrage outrancier des correspondants téléphoniques qui, de plus, refusaient de décliner leur identité. Dépité par la dernière réponse qui me fut donnée d'adresser un courrier, convaincu qu'il resterait lettre morte, je me suis mis à cet ouvrage. Je comprends mieux le parcours d'obstacles effectué par le Dr Irène Frachon pour dénoncer le scandale du Médiator.

En décembre 2015, l'ANSM se veut néanmoins rassurante en indiquant que les lots ne présentaient pas de risques pour la santé. Maître E. Ludot, avocat de parties civiles, diligente alors des analyses toxicologiques auprès du CHU de Garches (92). Les conclusions du 5 février 2016 donnent des concentrations en métaux lourds libres totaux (étain, tungstène, aluminium..., c'est-à-dire après minéralisation qui explose les nanoparticules éventuelles), considérées comme faibles, par conséquent non toxiques. Ces résultats n'ont donc rien à voir avec les nanoparticules décelées par le laboratoire Nanodiagnostics de Modène dans les cinq lots

---

135. Présentée comme telle par son service lors de mon appel, mais je n'ai pas noté son nom sur le moment.

italiens, qui, une fois injectées avec le vaccin, se comportent dans l'organisme comme des corps étrangers.

Inorganiques, indissolubles donc rémanentes et infiniment petites donc très pénétrantes dans les tissus et cellules, ces nanoparticules sont cytotoxiques[136], comme celles respirées actuellement dans l'air parisien, mutagènes et même cancérigènes d'après l'OMS quand elles sont de taille inférieure à 2,5 microns. Me Ludot envoie alors un lot en Italie, non concerné par le retrait, à péremption octobre 2011. Le laboratoire y trouve des particules de fer-silice, de fer-chrome-nickel, c'est-à-dire d'acier inox, de zirconium, de déchets de tungstène, et d'autres renfermant du plomb, zinc et titane et des terres rares comme le cérium et le lanthane, aux dimensions inférieures à 0,1 micron jusqu'à supérieures à 10 microns. Ces résultats se réfèrent uniquement à la composition en matériau particulaire, pas aux atomes, ions ou molécules éventuellement présents dans l'échantillon. En conclusion, les vaccins analysés, lots contaminés ou non, renfermaient tous des nanoparticules.

Fin novembre 2016, j'essaie de faire confirmer cette analyse de Méningitec à la faculté de Paris-Diderot, en y associant quelques vaccins vétérinaires. Après cinq semaines de détention, les échantillons me sont restitués avec une signification de refus d'analyse, le sujet étant trop « brûlant ».

Des familles déterminées

Pendant ce temps-là, les familles de victimes communiquent dans les médias, ce qui leur permet d'être reçues par Benoit Vallet à la DGS et par Dominique Martin à l'ANSM, qui les prient de modérer leur discours pour ne pas affoler la population, des expertises

---

136. Leur toxicité, plus élevée pour les nanos que pour les micros, a été démontrée par le Pr France-Lyne Marano, directrice du Laboratoire de cytophysiologie et toxicologie cellulaire de l'université de Paris-Diderot, ainsi que par le Pr Éric Gaffet, directeur de l'Institut de chimie du CNRS et de l'Institut Jean Lamour de l'université de Lorraine.

étant en cours... Les conclusions de l'ANSM tombent le 18 juillet 2016 : le vaccin Méningitec renferme bien des métaux lourds, mais à des doses infinitésimales ne représentant aucun risque pour les bambins. Aucune mention n'est faite sur la présence des nanoparticules toxiques retrouvées dans les analyses du laboratoire de Modène, qui n'ont rien à faire dans le vaccin et surtout rien à voir avec les traces de métaux sous forme libre.

Ainsi, le compte-rendu[137] de séance du 10 février 2016, émis par la direction des vaccins, annonçait déjà la couleur : « Il n'est pas possible avec les moyens actuels de détecter et de quantifier les nanoparticules anthropiques dans le vaccin, mais cette possibilité ne peut être écartée lorsqu'il s'agit de vaccins adjuvantés avec l'hydroxyde d'aluminium... » Une conclusion plutôt surprenante, puisque notre laboratoire Nanodiagnostics effectue ce type d'analyses depuis une bonne quinzaine d'années, donc nous confirmons que c'est possible, comme le lecteur l'a constaté dans ces pages.

D'ailleurs, l'une des membres de cette commission de l'ANSM, le Pr Sophie Lanone, directrice d'une unité Inserm de l'Institut Mondor de Recherche Biomédicale publie dans la presse le 22 novembre 2016 sa démonstration en laboratoire des conséquences de l'inhalation des microparticules de fer, manganèse et chrome et leur rôle inflammatoire dans les fibroses pulmonaires de la BPCO (bronchopneumopathie chronique obstructive), notamment observée chez les ouvriers soudeurs. Pour cela, elle a déposé chaque semaine pendant trois mois dans la trachée de souris divisées en deux lots, 5 µg et 50 µg de jacobsite et de grimaldite, qui sont composées de ces métaux. Résultats : leurs tissus pulmonaires se sont épaissis de deux et quatre fois ! Elle a démontré les propriétés physico-chimiques de ces particules sur les effets biologiques pulmonaires, qui dépendent de leurs tailles,

---

137. http//ansm.sante.fr/var/ansm_site/storage/original/
application/9e564dc1ae4843b1bd8899d9bbe59e23.pdf

de leurs propriétés de surface, de leur nature chimique. On est au cœur du sujet...

Les parties civiles et leurs avocats sont maintenant décidés à poursuivre les procédures au pénal et donc un long parcours judiciaire les attend face aux intérêts de l'État contre la détresse de plus de six cents familles, dont les enfants présentent tous plusieurs des symptômes suivants, d'ailleurs communs à d'autres vaccins, listés par ordre décroissant de fréquence et de façon non exhaustive :

1. Fièvres récurrentes inexpliquées,

2. Eczéma, éruptions cutanées,

3. Troubles du sommeil, parasomnies,

4. Troubles du comportement (se cogne la tête, griffe, frappe...), irritabilité, hystéries, pleurs intenses inexpliqués,

5. Retard de langage,

6. Anorexies chroniques, pertes d'appétit,

7. Douleurs articulaires, musculaires inexpliquées,

8. Maux de ventre,

9. Diarrhées

10. Troubles ORL (otites, rhinites, angines, rhinopharyngites) récurrents, toux chronique,

11. Problèmes intestinaux, diarrhées ou constipations,

12. Maux de tête, migraines,

13. Fatigue chronique,

14. Otites récurrentes,

15. Maux de ventre récurrents,

16. Problèmes digestifs, vomissements récurrents inexpliqués,

17. Au point d'injection : granulome, douleurs et démangeaisons, plaques de dépigmentation,

18. Asthme,

19. Transpiration excessive,

20. Retard de croissance,

21. Épilepsie,

22. Maladie auto-immune, maladie auto-inflammatoire,

23. Nodules pulmonaires,

24. Saignements de nez inexpliqués,

25. Perte des cheveux,

26. Perte des ongles,

27. Troubles autistiques,

28. Dérèglements de la thyroïde, etc. et sans supputer sur ceux éventuellement à venir.

Il est clair que ce n'est pas en niant ces effets collatéraux dans une omerta intolérable qu'on rétablira la confiance des Français, dont 41 % doutent de l'efficacité et de la sécurité des vaccins.

Les contre-feux du gouvernement

Face à l'ampleur du phénomène, le 3 mars 2015, le premier Ministre Manuel Valls charge la députée de Seine-Maritime Sandrine Hurel d'une mission parlementaire de six mois sur la politique vaccinale en France, vu sa forte implication à Dieppe dans la vaccination contre la méningite (avec de nombreux problèmes), ce qui lui donne apparemment un statut d'experte des vaccins. Sa mission est prolongée par décret ministériel du 24 août permettant d'éviter ainsi une législative partielle, tout en titularisant sa belle-fille suppléante.

On se souviendra aussi du retentissant « La vaccination, ça ne se discute pas » prononcé par M. Touraine en juin 2015, elle qui ne fait pas la différence entre BCG et DTP et qui ignore que le DTP est obligatoire (BFM TV et RMC avec Jean-Jacques Bourdin, le 3 juillet 2015). Malaise ! Heureusement que le ridicule ne tue pas, comme peuvent le faire certains vaccins.

Le rapport de cette mission est remis le 12 janvier 2016 à la ministre de la Santé, qui lance alors une concertation citoyenne nationale supposée indépendante, sous la présidence du Pr Alain Fischer, tenant chaire de médecine expérimentale au Collège de France, discipline déconnectée de la réalité vaccinale actuelle. En effet, le comité qu'il a constitué sous le contrôle de la ministre peut interpeler quant à son indépendance et sa force démocratique, à commencer par son président, qui a été honoré d'un chèque de 100 000 euros le 5 novembre 2013 des mains de Sanofi-Pasteur, grand producteur de vaccins.[138]

Ensuite, sa co-présidente, Claude Rambaud, juriste de formation et co-présidente du CISS (Collectif Interassociatif Sur la Santé[139]), organisme financé à hauteur de 3,173 millions d'euros en 2015, dépendant pour 86,7 % de fonds publics (60 % par la DGS, 25,4 % par l'Assurance Maladie...), le reste sur fonds privés et divers.

Une autre participante est Bernadette Devictor, membre du Conseil d'administration de l'ANSM et présidente de la Conférence nationale de santé, dont le secrétaire général, Thomas Dietrich, haut fonctionnaire à la moralité irréprochable, démissionne avec grand éclat le 19 février 2016 (on en a même parlé dans les médias étrangers), avec une note de vingt-huit pages dénonçant la vaste mascarade que constitue la démocratie en matière de santé sous la pression constante du cabinet de la Ministre (qui aurait aussi diligenté la radiation de l'Ordre du Pr. H. Joyeux), cela au détriment du citoyen, dont on utilise pourtant les deniers.

La Pr Anne Claire Siegrist, tenant chaire de vaccinologie à Genève est aussi de la partie : elle est très proche de Sanofi (déclaration publique d'intérêt, février 2016) et participe activement à la mise en place du carnet vaccinal électronique Viavac, où interviennent également GSK et Pfizer, autres grands pourvoyeurs de vaccins.

Deux jurys sont constitués : l'un populaire, l'autre de professionnels de santé qualifiés de « naïfs » dans la lettre de mission ministérielle. Deux critères totalement orientés déterminent les axes de travail :

---

138. Cet argent lui a été versé dans le cadre des Prix Sanofi-Institut Pasteur.

139. À la suite de la loi de modernisation du système de santé, le CISS est devenu France Assos Santé en mai 2017, et regroupe maintenant soixante-douze associations (le REVAHB n'en fait pas partie). France Assos Santé est le nom de marque de l'Union nationale des associations d'usagers du système de santé prévue dans cette loi et union constituée le 21 mars 2017.

– comment rétablir la confiance des Français dans la vaccination ?

– Comment améliorer la couverture vaccinale ?

Naturellement, aucune allusion n'est faite aux effets collatéraux des vaccins de plus en plus nombreux. D'ailleurs, les associations de victimes totalement indépendantes telles le REVAHB, ainsi que des acteurs indépendants pourtant qualifiés mais critiques à l'égard de la politique vaccinale ont été d'emblée écartés des débats. Il n'est pas sérieux de croire que les 10 435 contributions d'internautes sur la plateforme web ouverte pendant un mois le 15 septembre 2016 aient pu être étudiées, car aucune n'a transpiré dans les conclusions du comité. Ce dernier a d'ailleurs été chapeauté par les experts du HCSP (Haut Conseil de la santé publique), dont une majorité est en liens d'intérêt avec les laboratoires pharmaceutiques.

Les conclusions sont rendues publiques le 30 novembre 2016 et filmées en direct web. Pour mieux convaincre les Français, elles prônent une obligation vaccinale des enfants passant de trois vaccins DTP actuels à onze vaccins incluant l'hexavalent (DTPC-Hib et HB), le Prévenar treize souches antipneumococciques, l'anti-méningite C et le ROR (rougeole, oreillons et rubéole). Une décision inconcevable qui va à l'encontre des positions de liberté vaccinale prises dans quatorze pays de l'Union européenne, plus la Suisse, l'Islande et la Norvège, la Suède ayant même décrété inconstitutionnelle l'obligation vaccinale. Une clause d'exemption est prévue, mais elle serait supprimée en cas de baisse de la couverture vaccinale. Cette obligation est d'autant plus ahurissante qu'elle est contraire aux dispositions de la Loi Kouchner du 4 mars 2002 sur le droit des malades et le consentement libre et éclairé de la personne, et contraire à la Convention d'Oviedo[140] (Espagne), du 4 avril 1997, entrée en vigueur le 1er décembre 1999.

---

140. L'Article 1 garantit à toute personne sans discrimination le respect de son intégrité et de ses autres droits et libertés fondamentales à l'égard des applications de la biologie et de la médecine. L'article 2 affirme que l'intérêt et le bien-être de l'être humain doivent prévaloir sur le seul intérêt de la Société ou de la science.

Vive l'aluminium neurotoxique !

Aucune considération n'a donc été retenue sur les risques liés aux vaccins qui constituent une forte préoccupation de la population. D'ailleurs, un mécontentement certain est ressorti au niveau des deux jurys, car nombre de leurs arguments ont été tout simplement éliminés. Le Comité a même tenté de faire disparaître les sept pages d'intervention de l'association E3M des victimes de la myofasciite à macrophages, qui réclame le retour aux vaccins sans aluminium neurotoxique et a financé le film réalisé par Marie-Ange Poyet *L'aluminium, les vaccins et les deux lapins...*

Pendant la présentation du rapport ce 30 novembre 2016, le Pr A. Fischer a totalement nié cette toxicité, apostrophant le Pr Romain Gherardi présent dans la salle, qui a décrit cette maladie causée par l'aluminium, et le qualifiant d'homme seul contre tous ! D'ailleurs, il subit aujourd'hui la vindicte habituelle du « système » (pas de crédit de recherche, isolement...), alors que cette neurotoxicité a aussi été démontrée par plusieurs grands experts internationaux déjà cités. Le système protège ainsi les intérêts des industriels des vaccins et de l'aluminium (cf. le dossier des boues rouges de Marseille), même si la santé publique doit en souffrir. C'est insupportable et source compréhensible de révolte des citoyens.

Cet aluminium est aussi incriminé dans l'eau du robinet (film France 3, du 2 mars 2012[141]), avec des responsables sanitaires qui ferment les yeux. C'est le cas de Marie-Christine Gros-Favrot, responsable des risques nutritionnels et sanitaires à l'AFSSA de 2007 à 2011, qui ne fait aucune recommandation quand les normes en aluminium sont dépassées, comme dans cette commune de Saint-Préjet-d'Allier en Haute-Loire, qui enregistrait en 2009 une concentration pouvant atteindre 2 320 µg/L, soit douze fois la norme officielle maximale. Plutôt que de s'expliquer, elle préfère arrêter le tournage de France 3. On la comprend : depuis quand un

---

141. *Du poison dans l'eau du robinet*, film déjà cité (https://www.youtube.com/watch?v=grMbMi_t5n8).

haut fonctionnaire doit-il/elle rendre compte de ses actes devant le public ?

En septembre 2011, elle entre à la DGS comme conseillère médicale pendant dix-huit mois, en charge du dossier de l'aluminium vaccinal, avant d'y être nommée n° 2 par Marisol Touraine le 26 mars 2013, jusqu'en 2015. Elle est membre associée du CESE (Conseil économique, social et environnemental) jusqu'au 7 mars 2017. Pendant son contrat, ce sujet majeur pour la santé publique qu'est l'aluminium dans les vaccins est tout simplement enterré, de même que la promesse écrite de s'en occuper faite à l'association E3M en avril 2012 par M. Touraine, juste avant sa nomination. À l'époque, il n'échappe pas aux observateurs que le beau-fils de Marie-Christine Gros-Favrot, David-Alexandre Gros, a été nommé directeur de la stratégie chez Sanofi en juillet 2011, soit deux mois avant qu'elle n'entre elle-même à la DGS.[142] Elle est aujourd'hui au conseil de surveillance de la société Amoeba, qui développe un biocide biologique pour le traitement de l'eau, cotée en bourse depuis septembre 2015.

Des arguments en... aluminium

Le ministère peut compter sur des alliés de poids pour étouffer le dossier des dangers de l'aluminium lorsque des chercheurs s'en alarment publiquement, puisque les académies de médecine et de

---

142. Elle reçoit l'honneur d'un article dans *Le Canard Enchaîné*, intitulé : *Vaccinée contre les conflits d'intérêts*. Extrait : « À la Direction générale de la santé, une chargée de mission, Marie-Christine Favrot, oncologue de son état, s'occupe du dossier sensible des sels d'aluminium dans les vaccins de Sanofi. Des sels qui pourraient conduire le labo à détruire des stocks déclarés impropres. Par le plus grand des hasards, cette dame a un beau-fils directeur de la stratégie... à Sanofi. Mais elle n'a pas jugé utile de passer son tour. « Je ne fais que le *go-between* avec le monde de la recherche, je ne vois pas où est le problème », se défend-elle devant *Le Canard*. Marie-Christine Favrot est une habituée de ces situations délicates [...]. »

pharmacie y vont de leur couplet mensonger sur cette question. Les grands pontes de la médecine aussi, comme en ce 30 novembre 2016, lorsque le Pr Fischer poursuit sa présentation en direct, en livrant de fausses informations, dont la nécessité, qui paraît absolue, d'utiliser l'aluminium dans les vaccins.

Pourtant, on a vacciné pendant quarante-sept ans (1961-2008) avec un DTP Mérieux sans aluminium ; cependant, d'après le Pr Daniel Floret, ex-président du Comité technique des vaccinations, il y avait tellement de « cochonneries » dedans que cela servait d'adjuvant (Pharmagora, 2 avril 2016). Par ailleurs, toute l'ancienne gamme des vaccins IPAD Pasteur (1974-1986) utilisait le phosphate de calcium, composant naturel de l'os, à la place des sels d'aluminium. À signaler aussi que les deux vaccins Menveo et Nimenrix (méningite) sont sans aluminium, à contrario des trois autres contre les méningites C (Menjugate et Neisvac) et B (Bexsero) ; l'argument de l'efficacité du vaccin due à l'aluminium semble donc malvenu...

Cela n'empêche pas le Pr Fischer de continuer à pontifier :

– il veut protéger les seniors contre les pneumocoques, alors que le vaccin Pneumo 23 de Sanofi Pasteur MSD a été retiré pour inefficacité du marché italien en juillet 2013 ;

– il enchaîne avec la non-corrélation du vaccin contre l'hépatite B et les scléroses en plaques, entre autres, alors que les statistiques de la décennie 1990/2000, incluant la campagne vaccinale de masse 94/98 parlent d'elles-mêmes avec une augmentation d'environ 65 % des cas ;

– il recommande même la vaccination HPV pour les garçons...

– puis, pêle-mêle, il sort les statistiques concernant le tétanos, les rotavirus ou les 25 000 cas de rougeoles en France, quand le CDC européen enregistre du 1er juillet 2015 au 30 juin 2016 un total de 1 818 cas dans tout l'espace économique européen, dont 563 en Italie et 174 en France, avec une incidence d'un cas d'encéphalite pour 1 200 rougeoles environ. On y préfère sans doute la vingtaine de cas d'autisme qui se déclarent chaque jour en France, où le vaccin ROR ou MMR, à trois virus « vivants » atténués de rougeole oreillons et rubéole, est mis en cause, comme le rapporte le film accablant *Vaxxed, de la dissimulation à la catastrophe*, qui expose la fraude criminelle du CDC américain concernant cette relation connue depuis novembre 2001.

Il faut révéler que ce vaccin sortit d'abord au Canada en 1987 sous le nom de Trivirix SKB, avec des constats de méningites (tiens donc !). Rapidement incriminé, il fut retiré du marché au bout d'un an. Le même mois, il fut autorisé en Grande-Bretagne, avec un simple changement de nom en Pluserix. De la même manière qu'au Canada, il causa des méningites et dut être retiré, mais il le fut au bout de quatre ans seulement ! Cela déclencha un tollé général et la perte de confiance du public vis-à-vis des décideurs en matière de vaccins. Il aurait dû être détruit à ce moment-là, mais ce ne fut pas le cas : il fut ensuite envoyé aux pays émergents comme le Brésil, pour être utilisé en vaccination de masse, ce qui entraîna une épidémie de méningite tout à fait prévisible.

Des scientifiques ont étudié le phénomène et ont conclu que le risque était fonction de l'âge : plus jeune vous receviez le vaccin, plus grand était le risque de développer une méningite. La question était de savoir si le risque serait le même pour l'autisme, ce qu'étudia le Dr Andrew Wakefield à partir de 1995. Il le démontra parfaitement et ce fut confirmé par l'étude 2000/2002 du CDC américain, trafiquée en raison des conséquences désastreuses pour les États. À la tête du CDC officiait alors le Pr Julia Gerberding, de 1998 au 20 janvier 2009, qui devint ensuite la présidente de la branche vaccins chez Merck. Pendant ce temps-là en Angleterre, A. Wakefield remettait ses conclusions aux autorités : éviter d'administrer le vaccin à douze et dix-huit mois (sept fois plus de possibilité d'autisme), attendre au moins les trois ans et, mieux, les administrer sous forme monovalente en fonction des nécessités.

La réponse ne tarda guère : retrait progressif du marché mondial des formes monovalentes pour ne pas ruiner le programme du trivalent ROR, beaucoup plus cher et lucratif. La santé des nourrissons ? Un moindre détail ! S'ensuivit une campagne de calomnie à l'encontre du Dr Wakefield, le traînant dans la boue pour finir par sa radiation de l'Ordre britannique des médecins. Il fut même accusé par le *British Medical Journal* de fraude pure et simple, reprise en fanfare par les directions des firmes pharmaceutiques et leurs porte-voix médicaux. Il émigra aux États-Unis, où Donald Trump déclara vouloir s'occuper du dossier dès sa prise de fonction le 20 janvier 2017. En effet, d'après les CDC, environ 1 enfant sur 68 est désormais touché par l'autisme aux États-Unis, soit environ 60 000 nouveaux cas chaque année pour quatre millions de naissances. Or, le nombre de cas de rougeoles s'est élevé à 667 en 2014, 188 en 2015 et 70 en 2016 ! Pourquoi, dans ces conditions, affoler les populations avec cette rougeole considérée autrefois comme une maladie nécessaire conférant une immunité définitive ?

Des médecins sur le bûcher de l'Inquisition

La France continue de verrouiller le système par la mainmise sur l'information et la justice au lieu de lancer des études sérieuses sur les effets collatéraux des vaccins, en double aveugle vaccinés / non-vaccinés, comme c'est le cas avec les médicaments. La balance bénéfices / risques est actuellement rompue, avec des autorités complices qui paniquent et resserrent les rangs contre les lanceurs d'alerte, tels les Prs Philippe Even et Henri Joyeux, les Drs Irène Frachon[143] et Michel de Lorgeril, les Prs Romain Gherardi et Jérôme Authier, et bien d'autres...

Pendant ce temps, les maladies neuro-dégénératives et auto-immunes explosent, avec un coût collectif insupportable, et les

---

143. Voir le film *La Fille de Brest*, d'Emmanuelle Bercot, relatant le scandale du Mediator.

institutions sanitaires nationales et européennes (avec le traitement du dossier Gardasil par l'AME dénoncé par le Centre Cochrane – *Le Monde* du 9 décembre 2016) et même la FDA (Affaire Vioxx et vaccin MMR/autisme) ne semblent plus que chercher à étouffer les scandales révélés par quelques rares médias indépendants et ces courageux lanceurs d'alerte.

Sans oublier notre chère Cnam, qui se tait alors qu'elle possède toutes les données statistiques pour redresser la situation sanitaire. Consciencieuse et organisée et sous la signature de son médecin conseil national, le Pr Luc Barret par ailleurs injoignable, elle harcèle périodiquement les familles avec des rappels à l'ordre à vacciner les nourrissons avec deux injections de ROR à douze et dix-huit mois, la pire période pour eux. Notes de rappel et dépliants émis par le ministère et l'INPES (Santé publique France) sont ainsi adressés à Paris à dix-neuf mois puis à vingt-huit mois aux réfractaires, en soulignant sa gratuité et son innocuité mensongère (il suffit pourtant de lire la notice du vaccin !) avec bien sûr la caution du médecin, du pédiatre et du pharmacien qui ne font qu'appliquer sans s'interroger des directives ministérielles sous influences et qui, s'ils savent faire une piqûre, n'ont qu'une formation sommaire et axée de la discipline. Il est donc plus commode pour nombre d'entre eux de poursuivre et d'amplifier aveuglément l'obligation vaccinale qui les dépénalise personnellement. À contrario, en Italie, les vaccinateurs sont responsables sur le plan administratif, civil et **pénal**.

Le tableau des substances vénéneuses

Citoyens, il s'agit de votre santé et, pire, celle de vos jeunes enfants, l'État vous doit la transparence et une information libre et éclairée, qui n'existe pas actuellement. Savez-vous, par exemple, que la majorité des vaccins de l'enfance sont actuellement inscrits sur la liste I des substances vénéneuses et portent donc un cadre rouge de potentielle dangerosité sur la boîte, alors que ce n'était pas le cas il y a quelques années ?

En voici la liste non exhaustive :

- l'Infanrix Hexavalent GSK et l'Hexyon Sanofi Pasteur MSD (SPMSD) contre diphtérie, tétanos, polio, coqueluche, Haemophilus Influenzae b, hépatite B ;

- le Prévenar 13 Pfizer contre treize pneumocoques, alors que le Pneumo 23 retiré du marché italien pour inefficacité ne l'est pas ;

- le Rotateq SPMSD et le Rotarix GSK contre les rotavirus des diarrhées ;

- tous les vaccins anti-méningocoques : le Méningitec Nuren Biotech retiré, le Neisvac Pfizer, le Menjugate GSK, le Menveo Novartis (GSK), le Nimenrix GSK, le Bexsero GSK ;

- le Priorix ROR GSK et le MMRVaxPro SPMSD contre rougeole, oreillons et rubéole ;

- le Zostavax SPMSD contre le zona[144] ;

- le Gardasil SPMSD et le Cervarix GSK contre respectivement quatre et deux papillomavirus ;

- le Twinrix GSK contre les hépatites A et B associées, alors que ses composants hépatite B (Engerix B/ GSK, Genhevac B/ SPMSD qui a été arrêté définitivement au profit du HBVaxPro renfermant deux fois moins d'antigène hépatite B de surface), et hépatite A (Havrix 1440 GSK, suspendu depuis le 16 juillet 2015, et Avaxim SPMSD, et Vaqta SPMSD) ne sont pas inscrits sur cette liste, sauf Havrix 1440 GSK et HBVaxPro, le moins dosé. Une anomalie administrative ? Tous ces vaccins sont portés en manque fabrication depuis plusieurs mois... En plus de quarante ans de pratique professionnelle, c'est la première fois que je constate une situation de rupture de stock d'une telle intensité.

---

144. À noter que le Zostavax SPMSD coûte 127,98 € alors que le Varivax SPMSD et le Varilrix GSK contre la varicelle (même contenu mais quatorze fois moins dosés en virus) ne coûtent que 40,95 €. La différence de prix pose question, mais c'est un autre débat.

Y aurait-il des problèmes de fabrication liés à la composition des vaccins ?

Après vérification auprès des grossistes pharmaceutiques, il apparaît au 1er septembre 2017 que, sur les vingt-deux vaccins les plus courants, la moitié est en rupture de stock nationale, dont huit sont déclarés en « manque fabrication » et trois en « fabrication suspendue provisoirement », qui dure pourtant depuis des mois.

Le fromage de la vaccination

Le 13 décembre 2016, donc sans répit, vingt-trois sociétés médicales, notamment celles de pédiatrie, s'empressent de réclamer la mise en place immédiate des conclusions de la soi-disant « concertation citoyenne nationale » et ses onze vaccins à injecter.

Le lecteur pourrait s'interroger quant au bienfondé de cette urgence : de graves épidémies menacent-elles au plus haut point les enfants de France ?

La réponse est peut-être donnée par la Cour des comptes dans une Communication à la Commission des affaires sociales du Sénat d'octobre 2012, intitulée *La politique vaccinale de la France*[145], dont voici un extrait :

« Les vaccinations constituent une source de revenus significative pour les médecins. Une analyse des consultations de médecins généralistes par la Société française de médecine générale a montré qu'en 2007, les patients ayant un acte de vaccination représentent 12,6 % des consultants et que les vaccinations se placent au cinquième rang des motifs de consultation. Pour les pédiatres, les vaccinations représentent un tiers de l'activité. »

Un tiers de l'activité des pédiatres ! Et le gouvernement veut ajouter huit vaccins !? Faut-il alors s'étonner que toutes les

---

145. *La politique vaccinale de la France*, Cour des comptes, Communication à la Commission des affaires sociales du Sénat, octobre 2012, p. 114.

démarches personnelles que j'ai effectuées (en France) auprès de responsables de la santé publique, y compris les conseils nationaux de l'Ordre des médecins et celui des pharmaciens, pour les alerter sur le sujet, soient restées lettres mortes ? Au congrès Pharmagora de Paris le 2 avril 2016, j'avais même sollicité la section officinale de l'Ordre des pharmaciens pour lever 1 € auprès de chacune des 22 000 pharmacies françaises dans le but de contre-expertiser de façon indépendante la douzaine de vaccins les plus courants. Bien entendu, la réponse fut une fin de non-recevoir.

Vacciner pour encaisser, la chasse à la prime est ouverte

En plus de ce qui précède, il faut s'interroger sur le rôle et les effets de la ROSP (Rémunération sur objectifs de santé publique), dont les Français n'ont pas forcément connaissance. Elle a été introduite par la convention médicale de juillet 2011, et prévoit que les médecins percevront des primes s'ils atteignent des objectifs annuels fixés par les autorités.

Ces objectifs portent sur vingt-neuf indicateurs : cinq pour l'organisation du cabinet (informatisation) et vingt-quatre pour la qualité de la pratique médicale, dont neuf pour le suivi des pathologies chroniques, huit pour la prévention et sept pour l'efficience.

Dans ce cadre, 56 724 médecins généralistes, les principaux concernés par ce système, ont reçu une rémunération moyenne de 6 983 € en 2016 sur un total distribué de 417 M€ (294 millions d'euros en 2012, 352 M€ en 2013, 376 M€ en 2014).

La vaccination représente 40 points des 390 points consacrés à la prévention, sur un total de 940 points affecté à la qualité de la pratique médicale.

Elle concerne la prévention de la grippe chez les seniors de plus de 65 ans (20 points) et les patients en ALD (Affection de longue durée) de 16 à 64 ans (20 points), dont les objectifs de couverture sont fixés à 75%.

En 2016, la couverture, en constante régression, est de 52,7 % pour les seniors et de 33,7 % pour les ALD.

Une nouvelle convention est signée le 25 août 2016, complétée par un avenant en date du 30 décembre 2016 inaugurant le suivi thérapeutique des enfants de moins de seize ans par les médecins généralistes et les pédiatres pouvant être déclarés médecins traitants. 305 points sont ajoutés, à 7 € le point, dont une partie pour la vaccination : 35 points concernent les enfants de moins de deux ans ayant reçu deux doses de ROR avec un objectif fixé à 87 % et plus ; et 35 points pour les enfants de moins de dix-huit mois ayant reçu une dose de vaccin méningite C avec pour objectif 90 % et plus.

Voici un commentaire de ce nouveau dispositif par la Fédération des Médecins de France : « Comme pour la vaccination anti-grippe, il faut peut-être que la Cnam se pose la question de l'effet désastreux de la politique vaccinale gouvernementale et de ses messages. Sans compter que la vaccination anti-méningococcique C n'était peut-être pas la plus pertinente à mettre en avant. »[146]

Nous ne saurions mieux le dire. Le résultat, néanmoins, c'est que les médecins et les pédiatres doivent désormais faire de l'abattage en matière de vaccination afin d'atteindre les objectifs quantitatifs fixés s'ils veulent encaisser la prime promise.

Vous avez dit « politique vaccinale » ?

La politique vaccinale actuelle doit être remise en cause, car elle entraîne 1 à 3 % d'effets collatéraux plus ou moins importants, mais graves si l'on considère l'individu sain au départ, sans démontrer ni d'utilité ni d'efficacité pour nombre de vaccins. En terme de sécurité, leur composition doit être sérieusement ré-évaluée.

Il est tout à fait inconcevable de passer à une obligation de onze

---

146. www.fmfpro.org/avenant-1-de-la-convention-medicale-2016.html

vaccins, alors qu'il n'y a aucun motif sanitaire l'exigeant[147]. Et que l'on cesse aussi de stigmatiser les migrants plus atteints, il est vrai, de tuberculose, de gale ou de salmonellose... liées à leurs conditions de vie déplorables, mais c'est une situation parfaitement gérable avec les traitements existants.

D'ailleurs, en Italie comme en France, suite à la pression vaccinale exercée par les pouvoirs publics sous influence des firmes pharmaceutiques, cent vingt-neuf spécialistes en fin de carrière des pathologies pédiatriques, dont le Dr Roberto Gava, premier signataire, gynécologiques et de médecine interne italiens viennent de signer une longue lettre ouverte[148] d'observations et de recommandations concernant les vaccins, adressée au président de l'Institut supérieur de santé italien, le Pr Gualtiero Ricciardi. Ils rapportent que les vaccins actuels peuvent causer des dégâts. Ils relèvent que les enfants non vaccinés sont indubitablement et globalement plus sains, moins sujets aux pathologies infectieuses, notamment des voies respiratoires, moins sujets aux troubles intestinaux et aux pathologies chroniques, moins sujets aux pathologies neurologiques et comportementales et sont de faibles consommateurs de médicaments et d'interventions sanitaires. Ils concluent ainsi : « Si nous voulons servir la vérité, nous n'avons qu'une possibilité : nous réunir autour d'une table scientifique et discuter l'argument à cœur ouvert et libre de conflits d'intérêts. Ceci pour le bien de la médecine, le reste n'est que coercition aveugle et

---

147. « Un gros pavé a été jeté dans la mare du Pr Alain Fischer par une sommité médicale, le Pr Didier Raoult, médecin, professeur de microbiologie, chercheur, spécialiste des maladies infectieuses [CH de la Timone à Marseille]. Dans *Le Point* du 8 janvier, il écrit : Rendre obligatoire la vaccination ne restaurera pas sa crédibilité. En tant que spécialiste des maladies infectieuses, je mets au défi qui que ce soit de justifier médicalement ou scientifiquement l'obligation actuelle de vacciner à trois mois les enfants contre la diphtérie, le tétanos et la poliomyélite. », cité dans le *Bulletin de Ligue Nationale Pour la Liberté des Vaccinations*, n° 26, 01/17.

148. Cette longue lettre de six pages, que j'ai traduite et adressée en avril 2017 à Mme Agnès Buzyn, alors présidente de la HAS, est restée sans la moindre réponse.

combat frontal qui, tôt ou tard, se retournera contre nous tous. » On ne saurait être plus clair. Sur place, plusieurs centaines de médecins salariés des structures publiques soutiennent l'initiative sans en être signataires, de peur de représailles des autorités, dont la radiation et la perte d'emploi..., ce qui vient d'arriver à R. Gava, mais il a fait appel.

Déjà en 2009, une mathématicienne allemande, Angelika Kögel-Schauz[149], ayant analysé les statistiques de l'Institut Robert-Koch, la plus haute instance allemande spécialisée dans les maladies infectieuses, portant sur 18 000 enfants étudiés pendant trois ans avec 1 500 paramètres personnels, parvenait aux mêmes conclusions : le calendrier vaccinal de ces dernières années perturbe totalement leur système immunitaire.

En mai dernier, le Pr Anthony Mawson[150], épidémiologiste et biostatisticien de l'école de Santé publique de la Jackson State University, confirmait aussi ces résultats avec des statistiques pathologiques bien plus élevées chez les enfants vaccinés.

Enfin, cinquante études (en anglais) sur les effets collatéraux des vaccins sont disponibles sur www.mednat.org/vaccini/50-Studies-dannivacc.pdf.

Il nous faut donc agir en conséquence et en urgence.

---

149. www.info-vaccination.be/?Angelika-Kogel-Schauz (Alpenparlament.TV du 26 octobre 2010). Sur ce site : vidéo sur la liberté vaccinale de l'universitaire Françoise Joët, présidente d'Alis (www.alis-asso.fr), le 24 novembre 2009 à la Mutualité à Paris.
150. www.cmsri.org/wp-content/uploads/2017/05/MawsonStudyHealthOutcomes5.8.2017.pdf

Chapitre 14

Le forcing des producteurs de vaccins
sur nos décideurs politiques

Plus de six mois s'étant écoulés depuis la fin de la rédaction de cet ouvrage et son refus de publication par six éditeurs successifs, il convient d'ajouter un dernier chapitre d'actualités étant donnée l'évolution incompréhensible et rapide de la politique vaccinale dans nos deux pays, alors qu'il n'y a aucune justification sanitaire sérieuse d'allonger inconsidérément la liste des vaccins obligatoires.

Le journal italien *Il Sole 24 ore* révéla le 13 avril 2016 que le laboratoire GSK avait promis au gouvernement d'investir un milliard d'euros en quatre ans sur son territoire. En France, les imbrications du monde politico-pharmaceutique ne sont plus à démontrer non plus[151], notamment avec notre laboratoire national Sanofi, grand producteur mondial de vaccins, qui entretient depuis toujours des relations très étroites avec l'Élysée. Ces laboratoires connaissant une réelle panne d'innovations depuis de nombreuses années, il n'est pas étonnant que le nouveau jackpot des vaccins (chiffre d'affaires multiplié par six en dix ans, avec 42 milliards d'euros actuellement, prévu à 85 milliards d'euros pour 2025) soit favorisé, avec quelque cent cinquante à deux cents vaccins en voie de développement. Le dernier, annoncé en Norvège, est un vaccin anti-diabète, alors qu'il a été démontré en Nouvelle-Zélande et en Italie une très forte incidence de diabètes juvéniles insulino-dépendants post-vaccinaux, surtout après l'injection du vaccin anti-hépatite B.

Par ailleurs, éradiquer de la planète entière tous les virus

---

151. *Le Racket des laboratoires pharmaceutiques et comment s'en sortir*, Michèle Rivasi, Serge Rader, Marie-Odile Bertella-Geffroy, éd. Les Petits Matins, octobre 2015.

existants semble devenir un irréalisable objectif prioritaire : dengue, chikungunya, sida, ebola, zika, bronchiolite, acné... alors que pour certaines épidémies, l'intervention humaine pourrait en être la cause... Selon l'industrie et ses porte-voix, toutes les pathologies trouveront leur résolution dans les vaccins : cancers, cholestérol, dépression, alzheimer, parkinson...

Notre « bienfaiteur de l'humanité » Bill Gates en fait ses choux gras en Afrique et en Asie, alors qu'il a été évincé du Comité national indien des vaccinations par le Dr Jakob Puliyel, éminent pédiatre du St. Stephen's Hospital de New Delhi, en raison des exactions constatées, dont l'injection de vaccins en expérimentation ou l'augmentation de l'administration des doses du vaccin oral polio concomitante à l'augmentation des paralysises flasques aigües. Le ministère de la Santé indien a ainsi relevé cinquante-quatre décès infantiles en 2013 après injection du nouveau vaccin pentavalent (DTCoqHibHB), soit 1 décès sur 4 000 vaccinés, ce qui aurait pu donner 6 250 décès/an en cas de généralisation nationale. Ce pédiatre a aussi dénoncé le surcoût des vaccins pour un résultat non probant, tel le vaccin antipneumococcique, qui ne réduit les cas de pneumonie que de 4 pour 1 000 enfants, dont le coût vaccinal revient à 12 750 $, tandis que traiter quatre cas de pneumonies ne coûte qu'1 $ (Source : *The Lancet*).

Il serait sans doute profitable de méditer les données suivantes : actuellement, 36 % de la population africaine ne dispose pas d'un point d'eau accessible, 750 millions de personnes dans le monde n'ont pas accès à l'eau potable, 3,4 millions de personnes meurent chaque année de maladies transmises par l'eau, dont 2,2 millions sont des enfants, soit 6 000 qui meurent tous les jours d'avoir bu une eau non potable.

Alors, pourquoi Bill Gates et sa fondation n'investissent pas en points d'accès d'eau potable avant de lancer des campagnes vaccinales tous azimuts ?

Premières actualités début 2017

A. Gatti et S. Montanari publient leurs travaux le 23 janvier dans l'*International Journal of Vaccines and Vaccination*[152], étude remise à l'avocat Robert F. Kennedy Jr, nommé deux semaines auparavant par Donald Trump président de la Commission pour la sureté des vaccins et l'intégrité scientifique.

En France, le 8 février 2017, le Conseil d'État statuant au contentieux, saisi par l'avocate Jacqueline Bergel-Hatchuel au nom de 2 300 plaignants, enjoint au ministre de la Santé de rendre disponible dans les six mois le vaccin correspondant aux seules obligations vaccinales (Art. 3111-2 et 3 du CSP), soit le DTP retiré en juin 2008. Le lobby réagit immédiatement : le Dr Robert Cohen, porte-voix d'Infovac, une association d'une vingtaine de pédiatres liés aux laboratoires (cf. leurs déclarations de liens d'intérêt), annonce sur les ondes radio que ce vaccin ne se vendait plus, raison pour laquelle il avait été retiré, alors que malgré les ruptures de stock, il s'en était écoulé 680 000 doses en 2007 d'après les remboursements du régime général. Ou encore le Pr Daniel Floret, ex-président du Comité technique des vaccinations du HCSP, devenu en avril dernier vice-président de la nouvelle Commission technique des vaccinations dépendant de la HAS, qui déclarait sur ces mêmes ondes qu'il faudrait dix ans pour ressortir ce vaccin. Ce propos paraît tout à fait mensonger quand on sait que, chaque année, les souches du vaccin anti-grippe sont décidées en février pour un vaccin disponible en pharmacie fin septembre, délai qui avait été réduit à moins de quatre mois pour le H1N1 en 2009.

Bye bye DTP !

Toujours est-il que le couperet tombe ce 29 juin à la douzième matinée du Collège des économistes de santé à la Maison de la Tunisie à la Cité universitaire à Paris : l'industrie n'envisage pas la fabrication

---

152. http://medcraveonline.com/IJVV/IJVV-04-00072.pdf

de DTP. En effet, Alain Dutilleul, directeur de la communication Sanofi Pasteur MSD et membre du Comité des vaccins du LEEM y annonce : « Il n'y a plus de vaccin DTP et il n'y a pas de solutions industrielles pour en produire de nouveau. » Circulez, les dés sont jetés pour allonger la liste des vaccins obligatoires et faire tomber l'avis du Conseil d'État ; et les manœuvres vont bon train en coulisses !

Le 1er juin, une tribune paraît dans *Le Monde*, signée par six médecins proches des laboratoires de vaccins (B. Autran, R. Cohen, A. Fischer, O. Launay, P. Sansonetti, F. Vié Le Sage) sous le titre *Vaccins, science ou rumeurs, il faut choisir*. On se demande s'il s'agit des rumeurs de la science ou plutôt de ses errements, tellement les arguments sont éculés et inexacts, ce qui n'est pas pour améliorer la confiance de citoyens de mieux en mieux informés, ne serait-ce que par les nombreux accidents post-vaccinaux constatés sur le terrain. Pêle-mêle, sont invoqués l'inexistence de corrélation entre vaccin hépatite B et sclérose en plaques, alors que le 21 juin, pour ce motif précis, la Cour de Justice européenne de Luxembourg a rendu un arrêt facilitant l'indemnisation des accidents dus aux vaccins quand sont constitués des indices graves, précis et concordants concluant au lien de causalité ; la variole a été éradiquée par la vaccination systématique ; la recrudescence de la rougeole ; l'inoffensivité de l'aluminium ; les mensonges du film *Vaxxed* ; les bienfaits du BCG, comme si injecter un mycobacterium bovin vivant atténué pouvait protéger du bacille de Koch – d'ailleurs, depuis son retrait d'obligation en juillet 2007, la tuberculose a continué à régresser au même rythme.

Dans *Le Parisien* du 16 juin, la ministre Agnès Buzyn annonce son intention de rendre obligatoires huit autres vaccins, passant ainsi l'obligation de trois à onze vaccins : le DTP, plus coqueluche, Hib, hépatite B, pneumocoques, méningite C, et le ROR (rougeole, oreillons et rubéole). Raison invoquée : on meurt de rougeole et de méningite, alors que cette dernière est sporadique et jamais épidémique[153]. Et elle martèle : 24 000 cas de rougeole depuis 2008, dont dix morts, mais on ne révèle pas qu'ils avaient entre onze et trente ans, car la vaccination (annoncée avec une couverture de 75 %) a déplacé l'âge de la maladie, et que sept d'entre eux étaient immuno-déprimés. Or, voici les chiffres de l'Institut national de veille sanitaire (INVS), en nombre de cas de rougeole, qui est à déclaration obligatoire :

2006	2007	2008	2009	2010	2011	2012	2013	2014	2015	2016	2017 5 mois
< 50	< 50	500	1 625	4 875	14 969	859	259	267	364	79	295

Depuis 2013, cela donne à peine trois cents cas par an sur 66 millions d'habitants, avec une complication neurologique tous les mille deux cents cas. En comparaison, rappelons qu'il y a 8 000 nouveaux cas d'autisme chaque année, dont le coût humain et financier pour la collectivité est sans comparaison. Sans parler des 70 000 décès causés par le tabac, des 50 000 dus à l'alcool, des 48 000 dus à la pollution, des 10 500 suicides, etc., qui constituent de véritables priorités de santé publique.

Voici le tableau des couvertures vaccinales :

153. Pouquoi une obligation vaccinale méningite C, alors que les cas de Dijon étaient du W135, et qu'il existe treize souches de méningocoques et moult autres causes de méningite, virales, bactériennes, parasitaires, fongiques, médicamenteuses...?

ROR/ Rouvax mono*	2002/ 2003	2008	2010	2012/ 2013	2015	Actuel
1 dose à 24 mois			89,20 %	90,00 %	90,50 %	
2 doses à 24 mois			60,90 %		78,80 %	> 80 %
1 dose à 5/6 ans	93,20 %			96,40 %		
2 doses à 5/6 ans	28,10 %			83,20 %		
2 doses à 11 ans		85,00 %			93,00 %	

* Le monovalent rougeoleux Rouvax est en rupture de stock depuis plusieurs mois.

On constate donc qu'il n'y a pas de quoi s'alarmer et que les cas de rougeole, autrefois appelée maladie **nécessaire** conférant une immunité naturelle définitive, persistent alors que le taux de vaccination n'a cessé de croître, comme constaté sur le tableau ; cette vaccination de masse n'en serait-elle pas la cause ? Y a-t-il une possibilité de contagion post-vaccinale ? En effet, la fiche technique AIFA du vaccin Priorix Tetra (RORVaricelle)[154] conseille la mise en quarantaine du bébé vacciné, qui pourrait contaminer l'entourage (immunodéprimés, femmes enceintes...).

De même, après une vaccination ROR, le bébé excrète les trois virus vivants atténués – mais qui peuvent éventuellement se réactiver – par les fosses rhino-pharyngées entre le septième et le vingt-huitième jour, avec un pic d'excrétion autour du onzième jour. Les possibilités de transmission n'ont jamais été documentées. Ce type d'étude n'est pas effectué, alors qu'elle paraît indispensable pour expliquer éventuellement les flambées de rougeole.

---

154. Il est inconcevable de contracter en même temps dans la vie réelle ces quatre maladies (ou trois maladies dans le cas du ROR).

Comme la rougeole ne lui suffit pas pour justifier ses décisions, la ministre en rajoute une couche pour bien appuyer l'argument et apeurer la population avec les 21 000 décès dus à la dernière grippe que personne n'est capable de démontrer, l'Institut national des études démographiques rapportant pour sa part de 300 à 600 décès annuels par grippe, cas parfaitement compréhensibles.

Rappelons que si cette obligation de onze vaccins est votée, c'est 3,835 mg d'aluminium neurotoxique qui seront injectés aux nourrissons de quelques kilos : 0,945 mg à deux, quatre et onze mois avec l'association Prévenar et Infanrix Hexa (75 % du marché), et 0,5 mg à cinq et douze mois avec le Neisvac (89 % du marché).

Le délire des 18 000 morts de la grippe

Pendant l'hiver 2014-2015, ce sont 18 300 personnes qui meurent de la grippe selon la plupart des professionnels de la santé, les médias à l'unisson ou presque, et, bien sûr, les politiciens, dont la ministre, qui caracole en tête avec 21 000 décès.

D'où viennent ces chiffres ? En fait, les statisticiens, à partir des tables de mortalité, constatent une surmortalité sur cette période par rapport à la précédente, qu'ils évaluent à 18 300. Comme cela se produit peu ou prou au moment de l'épidémie de grippe, elle ne peut qu'être la seule coupable ! Même si certains ajoutent « probablement », l'adverbe disparaît vite de la circulation.

Sérieusement, en admettant qu'elle soit juste, ne peut-il y avoir d'autres causes expliquant cette surmortalité ? Par exemple, des pics de pollution plus importants, amplifiés par un hiver moins froid ? N'oublions pas qu'en 2012, l'OMS avait évalué à 42 000 le nombre annuel de morts prématurées en France à cause de la pollution aux particules fines.[155] Parallèlement, alors que les campagnes

---

155. Dans un arrêt rendu le 12 juillet 2017, le Conseil d'État a d'ailleurs enjoint au gouvernement d'agir sans délai contre la pollution de l'air, en ramenant les concentrations en dioxyde d'azote et en particules fines PM10 sous les valeurs limites.

de vaccination anti-grippales ne cessent d'être amplifiées et médiatisées, peut-on totalement exclure un effet délétère du vaccin lui-même, qui, rappelons-le, consiste à injecter le virus, donc la maladie, sans compter le mercure et d'autres produits toxiques, dans des organismes aux défenses immunitaires d'autant plus affaiblies qu'ils sont âgés ?

Pourtant, au même moment, l'agence Santé Publique France (ex-Institut de veille sanitaire – INVS) évalue entre les années 2000 et 2010 le nombre annuel moyen de décès dus à la grippe à... 9 000. Nous sommes déjà tombés de moitié, mais voici comment ce chiffre est calculé : « Au cours des neuf années (2000-2009) et pour chaque semaine civile d'étude (de la semaine 1 à la semaine 52), nous avons comparé le nombre moyen de décès toutes causes se produisant les années où la semaine d'étude était incluse dans l'épidémie de grippe et ce même nombre les années où la semaine d'étude ne l'était pas (tableau 1). Il a été supposé que la différence entre ces deux nombres était due à la grippe. Nous avons additionné les différences hebdomadaires pour obtenir le nombre moyen annuel de décès attribuables à la grippe. »

On sent tout de suite que c'est de la bonne science statistique, bien financée par l'argent du contribuable... Pourtant, un organisme peu connu du grand public, le Centre d'épidémiologie sur les causes médicales de décès (CépiDc), un laboratoire de l'Inserm, est en charge de « la production annuelle de la statistique des causes médicales de décès en France (540 000 décès par an) », ainsi que le précise le site internet. Ils comptabilisent les motifs portés par les médecins sur les certificats de décès et sont donc au cœur des données réelles, pas des chiffres « supposés » ou « probables ». Voici le tableau des cinq dernières années disponibles :

Nombre de décès à cause de la grippe				
2010	2011	2012	2013	2014
124	317	754	684	317

Nous constatons que ces chiffres n'ont rien à voir avec ceux répandus par les autorités, et qu'il n'est peut-être pas utile de s'alarmer outre mesure. Évidemment, quelques esprits chagrin rétorqueront que les médecins ne connaissent pas toujours avec certitude les causes de décès. Certes, mais de là à trompeter qu'il y a eu 21 000 morts à cause de la grippe...[156]

Sans relâche

Le 26 juin, Mme Buzyn récidive sur France 2 à l'émission *Les 4 vérités*, en relatant la fraude scientifique du Dr Wakefield (pourtant inexistante), la non-relation vaccin HB et sclérose en plaques, la rougeole dont la couverture est redescendue à 70 % (moins 5 points en dix jours selon ses propos !) pour la porter à 95 % et ceci sans fondement scientifique, qu'elle est absolument sûre que les vaccins et leurs excipients sont sans danger, ce qui ne constitue qu'une opinion tous les jours démentie par l'actualité et la discrédite totalement vis-à-vis du public averti, que les Français sont sensibles au complotisme alors que, partout dans le monde, les feux clignotent au rouge pour les victimes, avec des manifestations de rue dans les pays d'obligation comme aux États-Unis, en Colombie, Pologne, Hongrie, Slovaquie, Roumanie... La Géorgie (ex-URSS) constate une explosion des cas d'autisme, inexistants sous l'ère soviétique, tandis qu'en 1992 elle a mis en place un calendrier vaccinal à l'américaine : hépatite B quelques heures après la naissance, BCG à cinq jours, hexavalent + pneumo + rotavirus à deux et trois mois... Les quartiers bourgeois de Tbilissi sont d'ailleurs plus touchés que les quartiers populaires, car la prestation n'était pas gratuite...

---

156. Pour approfondir la question : *Combien de gens meurent réellement de la grippe ?*, Cécile Thibert, *Le Figaro.fr*, 23/01/17, et le blog très intéressant du Dr Jean-Baptiste Blanc, notamment l'article *Pourquoi les chiffres de mortalité grippale sont incompréhensibles*, publié le 16 janvier 2017 sur 30ansplustard.wordpress. com.

Le 29 juin, *Le Parisien*, à nouveau, rapporte l'appel de soutien à cette obligation vaccinale de deux cents « grands » médecins, ce qui ne garantit en rien leurs connaissances et expériences en la matière, sauf à démontrer leurs liens d'intérêts avec l'industrie pharmaceutique, puisque ne ressortent de cette liste que deux immunologistes et deux pédiatres ! André Grimaldi, diabétologue, est de la partie et annonce des conséquences catastrophiques quand on remet en cause les acquis de la science ! Propos tout à fait déplacé, car, fort heureusement, au cours de l'histoire, certains grands esprits éclairés sont sortis de la pensée unique pour la faire progresser et la sortir de l'obscurantisme qu'il met en avant, tout en craignant le retour du typhus ! Il faut être vraiment aveugle pour ne pas constater le mauvais état global sanitaire des jeunes générations dû à la faiblesse de leur système immunitaire, à laquelle la multiplication des vaccins n'est peut-être pas étrangère. Une telle recrudescence de toutes ces affections chez l'enfant, absentes auparavant, doit imposer l'urgence et la priorité, surement pas la vaccination : on parle d'autisme, d'épilepsie, de diabète insulino-dépendant, de rhumatisme, de Crohn, de cancer, d'asthme, d'allergies diverses...

Et le nouveau premier Ministre, Édouard Philippe, prend le relais le 4 juillet, avec le même argument ressassé et mensonger – « On meurt de rougeole » –, et promet une obligation vaccinale pour 2018, même si elle est illégitime et inconstitutionnelle, car elle viole les droits de la personne humaine (Art. 3 de la déclaration universelle des droits de l'homme du 10 décembre 1948) ; est contraire au Décret 2012-855 du 5 juillet signé par F. Hollande portant publication de la convention sur les droits de l'homme et la biomédecine, faisant suite à la convention d'Oviedo ; contraire au Code civil sur l'inviolabilité du corps humain (Art. 16) ; contraire au Code de déontologie médicale (Art. 36) ; contraire au Code de la santé publique sur la liberté de l'acte médical (Art L 1111-4) ; et contraire à la Loi Kouchner du 4 mars 2002 sur le consentement libre et éclairé de la personne. D'ailleurs, le propos était-il indispensable dans un discours de politique générale ?

La confiance est rétablie !

Sans doute pour rétablir la confiance des citoyens, il s'empresse le 20 juillet de rendre visite en catimini à Sanofi à Vitry-sur-Seine, probablement pour l'assurer de la continuité de l'action, car de nombreuses voix s'élèvent contre cette obligation inopportune et injustifiée : la population d'abord, dont 52 %, d'après les derniers sondages, n'a plus confiance dans la sûreté des vaccins ; les professionnels de santé ensuite, qui perdent leur libre-arbitre thérapeutique et dont les contre-indications vaccinales mentionnées sur les carnets de santé sont remises en cause par l'administration sanitaire, et pensent que nombre de vaccins sont inutiles alors que d'autres nécessaires ont disparu sous forme monovalente ; nombre d'associations de victimes enfin, qui prônent la liberté vaccinale, tout comme la Société Française de Santé Publique en décembre 2016 ou, plus récemment, le Collège National des Généralistes Enseignants, ou encore le jury médical du Comité Fischer.

Enfer vaccinal au pays de Dante

L'Italie est allée encore plus vite et vit une situation insurrectionnelle depuis l'adoption en conseil des Ministres le 19 mai 2017 du décret-loi du ministre de la Santé Beatrice Lorenzin, publié le 7 juin sous le n° 73/2017, portant l'obligation de quatre à douze vaccins pour l'entrée en crèches et maternelles des moins de six ans, soit en plus du DTP et hépatite B, la coqueluche, le Hib, le ROR, la varicelle, les méningites B et C. La varicelle et la méningite B, en plus de la France, mais les pneumocoques en moins. Et des peines sont prévues en cas de refus de vaccination à l'entrée des classes primaires : jusqu'à 7 500 € d'amende et la déchéance de l'autorité parentale. Depuis, des milliers de citoyens manifestent leur refus dans toutes les grandes villes d'Italie et, le 8 juillet, ce sont 40 000 Italiens, d'après la préfecture de police, venus de tout le pays, qui ont manifesté à Pesaro. Parmi les manifestants à Rome, le juge anti-mafia président honoraire de la Cour suprême de cassation, Ferdinando Imposimato, qui déclare que cette obligation est criminelle, illégale et anticonstitutionnelle (d'après l'Art. 32), qu'elle est un pot-de-vin légalisé versé à l'industrie pharmaceutique, tout en appelant la population à la désobéissance civique.

Dans la province autonome de Bolzano, près de la frontière autrichienne, dont les effets secondaires déclarés des médicaments ne recensent quasiment que des vaccins (rapport AIFA juillet 2015), cent cinquante familles s'apprêtent à demander l'asile politique à l'Autriche, qui n'impose aucune obligation. Sous la pression populaire, le gouvernement a retiré l'obligation pour les deux vaccins des méningites B et C, a réduit l'amende en cas de refus à un maximum de 500 € par vaccin, et il n'est plus question de déchéance d'autorité parentale.

Après passage devant le Sénat, qui a amendé en ce sens, le Parlement convertit le 28 juillet ce décret en Loi d'obligation pour dix vaccins[157]. À la sortie du vote à Montecitorio, trois députés du Partito Democratico (PD) et un du MDP sont lourdement apostrophés aux cris d'« Assassins ! » et de « Vendus ! ». Les députés M5S et ceux de la Ligue du Nord, qui ont voté contre cette loi, ont déclaré qu'il n'y avait aucune urgence sanitaire à la voter. Encore un très mauvais signe pour la coalition au pouvoir face aux prochaines législatives qui devraient se tenir au printemps prochain. En attendant, tous les avocats des opposants affinent leurs armes juridiques tant au niveau italien qu'européen, et appellent les citoyens à faire valoir l'objection active à la vaccination. Bien sûr et comme à l'accoutumée, aucune

---

157. Il s'agit du vaccin hexavalent (6) + [ROR (3) + Varicelle (1)] ou [RORV (4)], dont le juge Imposimato écrit début août 2017, d'après les données 2014, qu'ils correspondent à 946 effets collatéraux graves, décès compris.

image de ces événements n'a été diffusée sur les chaînes de télévision française, l'omerta étant bien entretenue dans notre pays prompt à dénoncer la corruption chez les autres.

Liberté vaccinale !

C'est bien de démocratie dont il s'agit et qu'il va falloir défendre face à la volonté des lobbies voulant nous imposer une politique vaccinale insensée, qui sera mise en place dans le prochain PLFSS[158], alors qu'elle n'est aucunement une priorité de santé publique. Elle est même source de nombreux effets collatéraux que les autorités, pourtant averties, ne veulent pas considérer, semblant vouloir privilégier les intérêts financiers des multinationales pharmaceutiques au détriment de la santé des citoyens. C'est inacceptable ! Les enfants meurtris par les vaccins ne doivent pas être le tribut à payer sur l'autel de la vaccination, comme le faisaient les sociétés primitives en offrandes aux dieux !

Pour terminer, nous citerons une déclaration effectuée à Montréal en octobre 1980 par le Pr Jean Dausset, immunologiste, prix Nobel de médecine la même année pour sa découverte du système HLA, c'est-à-dire du complexe majeur d'histocompatibilité humaine, que les tenants de la vaccination écarte sciemment du sujet : « La vaccination des enfants contre toute une série de maladies pourrait bientôt être une pratique du passé. » Les nombreuses découvertes dont il a été l'initiateur et qui se sont multipliées depuis sa disparition en 2009 devraient déboucher :

– sur une ré-évaluation du phénomène vaccinal,

– sur la nécessité d'une information objective des citoyens,

– et, par voie de conséquence, sur la nécessité de laisser à chacun le LIBRE CHOIX DE SE FAIRE VACCINER, OU NON.

---

158. Projet de loi de financement de la Sécurité sociale.

Table des matières